Extrapyramidale Hyperkinesen

Ein Leitfaden für Klinik und Praxis

Dieses Projekt wurde mit freundlicher Unterstützung der Firma Sanofi-Synthelabo GmbH realisiert.

sanofi~synthelabo

Extrapyramidale Hyperkinesen

Ein Leitfaden für Klinik und Praxis

Buch mit CD-ROM

Karl F. Masuhr

9 Abbildungen
10 Tabellen
45 Videoclips
26 typische klinische Beispiele

2000
Georg Thieme Verlag
Stuttgart · New York

Dr. med. Karl F. Masuhr
Chefarzt der Neurologischen Abteilung
St. Josef-Krankenhaus
56851 Zell/Mosel

Die Deutsche Bibliothek – CIP-Einheitsaufnahme

Masuhr, Karl F.:
Extrapyramidale Hyperkinesen :
ein Leitfaden für Klinik und Praxis ; 10 Tabellen,
45 Videoclips, 26 typische klinische Beispiele /
Karl F. Masuhr. – Stuttgart ; New York : Thieme, 2000

Georg Thieme Verlag
Rüdigerstraße 14
70469 Stuttgart

Printed in Germany

Umschlaggrafik:
Stefan Killinger,
Kornwestheim

Grafiken:
Ziegler + Müller,
Kirchentellinsfurt

Satz:
Ziegler + Müller,
Kirchentellinsfurt
System: 3B2 (6.05)

Druck:
Grammlich, Pliezhausen

Buchbinder:
Held, Rottenburg

ISBN 3-13-105601-0

1 2 3 4 5 6

Wichtiger Hinweis: Wie jede Wissenschaft ist die Medizin ständigen Entwicklungen unterworfen. Forschung und klinische Erfahrung erweitern unsere Erkenntnisse, insbesondere was Behandlung und medikamentöse Therapie anbelangt. Soweit in diesem Buch eine Dosierung oder eine Applikation erwähnt wird, darf der Leser zwar darauf vertrauen, dass Autoren, Herausgeber und Verlag große Sorgfalt darauf verwandt haben, dass diese Angabe dem **Wissensstand bei Fertigstellung dieses Buches** entspricht.

Für Angaben über Dosierungsanweisungen und Applikationsformen kann vom Verlag jedoch keine Gewähr übernommen werden. **Jeder Benutzer ist angehalten,** durch sorgfältige Prüfung der Beipackzettel der verwendeten Präparate und gegebenenfalls nach Konsultation eines Spezialisten festzustellen, ob die dort gegebene Empfehlung für Dosierungen oder die Beachtung von Kontraindikationen gegenüber der Angabe in diesem Buch abweicht. Eine solche Prüfung ist besonders wichtig bei selten verwendeten Präparaten oder solchen, die neu auf den Markt gebracht worden sind. **Jede Dosierung oder Applikation erfolgt auf eigene Gefahr des Benutzers.** Autoren und Verlag appellieren an jeden Benutzer, ihm etwa auffallende Ungenauigkeiten dem Verlag mitzuteilen.

Für Florian Masuhr

Vorwort

In den letzten Jahren hat sich die Forschung eingehend mit dem Gebiet der extrapyramidalen Hyperkinesen befasst. So gelang zum Beispiel die klinische und polygrafische Abgrenzung der einzelnen *Tremorformen*, insbesondere des dystonen und essenziellen Tremors. Die *dystonen Syndrome* wurden genauer klassifiziert und die *Athetose* den Dystonien zugeordnet.

Die Vielfalt der *pharmakogenen Hyperkinesen* gibt freilich dem Arzt in Klinik und Praxis immer wieder Rätsel auf. Denn die akuten dystonen Reaktionen, die tardive Dystonie und die *choreatischen* bzw. choreoathetotischen Früh- und Spätdyskinesien sind ohne genaue Kenntnis der Familien- und Medikamenten-Anamnese nicht von den idiopathischen (hereditären) Formen zu unterscheiden.

Eine wesentliche Voraussetzung für die Klassifizierung und Therapie der Bewegungsstörungen ist deren *videografische Differenzierung*. Im Buch und auf der CD-ROM werden typische EPMS kurzgefasst, kasuistisch und videografisch dargestellt. Mit dem Versuch, *Bildsequenzen in Bewegung* zu bringen, soll erreicht werden, dass Leser und Betrachter ausgewählte Videoclips, die von der CD-ROM abrufbar sind – im Kontext mit den klinischen Beispielen des Buchs – am Bildschirm studieren: Sie lernen nicht nur extrapyramidale Hyperkinesen kennen, sondern schulen interaktiv auch den Blick, um vergleichbare Phänomene in Klinik und Praxis wiedererkennen und differenzieren zu können. Das Buch wendet sich damit auch an die Studierenden der klinischen Medizin.

Ich danke vor allem meinen *Patienten*, die ihr Einverständnis zur Publikation von Abbildungen und Videoaufnahmen gegeben haben, ferner *Frau Anke Simonis* und *Frau Ursula Jakobs* für die jahrelange produktive Mitarbeit im Video-EEG-Labor. Für die Durchsicht des Manuskripts und wertvolle Anregungen danke ich herzlich *Frau Dr. Marianne Neumann*, Oberärztin der Neurologischen Abteilung am Klinikum Erfurt, *Herrn Dr. Alexander Münchau*, Institute of Neurology, University College, London, und meinem Sohn, *Dr. Florian Masuhr*, Neurologische Klinik der Charité, Berlin.

Mein besonderer Dank gilt dem gesamten Thieme-Team, in erster Linie *Frau Susanne Helfrich, Frau Katharina Gäfgen* und *Herrn Peter Helms*. Ohne ihre unermüdliche Aktivität – auch an Wochenenden – und ohne *Herrn Dr. Holfters* stetige Ermutigung wären Buch und CD wohl nicht entstanden. Hervorheben möchte ich auch die ausgezeichnete Zusammenarbeit mit *Herrn Dr. Carl*, dem die professionelle Gestaltung der CD-ROM zu verdanken ist.

Zell/Mosel, im September 2000 — Karl F. Masuhr

Inhaltsverzeichnis

Symptome und Ursachen

Symptomatologie: Eine Bewegungsunruhe mit unwillkürlichen Kontraktionen der Muskulatur, Zuckungen und Zittern, kennzeichnet das klinische Bild extrapyramidaler Hyperkinesen. Die Bewegungsstörungen können sich auf die Mimik beschränken oder auf die Halsregion ausbreiten und eine Drehung des Kopfes verursachen (Torticollis spasmodicus), aber auch auf Schultern, Extremitäten, Becken und Rückenmuskulatur übergreifen und zu einer Wölbung bei Überstreckung des Rumpfs führen (Opisthotonus) (Tab. **1**).

Bewegungsunruhe, unwillkürliche Kontraktionen der Muskulatur, Zittern, Torticollis spasmodicus, Opisthotonus.

Wenn periokuläre Bewegungsstörungen auftreten, ist ein Lidkrampf (Blepharospasmus) oft von oromandibularen Hyperkinesen begleitet [16,18]. Im Verlauf sogenannter Zungen-Schlund-Krämpfe können die Patienten kaum sprechen, sind aber ansprechbar, da sowohl bei den paroxysmalen als auch bei den persistierenden Bewegungsstörungen die Vigilanz ungestört ist. Alle extrapyramidalen Hyperkinesen – angefangen vom **Parkinson-Tremor** über **Dystonie** und **Chorea** bis zum **Ballismus** – werden situativ (affektiv) verstärkt. Einige können durch intendierte Bewegungen induziert werden, wie zum Beispiel ein dystoner Schreibkrampf oder die paroxysmale kinesiogene Choreoathetose, andere hingegen, wie der Ruhe-Tremor und das Tourette-Syndrom (Tab. **2**) durch gezielte Bewegungen unterbrochen werden. Die Patienten kaschieren auch unwillkürliche, zum Beispiel choreoathetotische Bewegungen und Tics dadurch, dass sie diese in willkürliche Bewegungsmuster einbauen. Schließlich gibt es eine Reihe von „Trickmanövern", um einen Aktionstremor, Blepharospasmus oder Torticollis spasmodicus vorübergehend zu unterbinden.

Lidkrampf

Zungen-Schlund-Krämpfe

Schreibkrampf

Die Vielfalt der krampfenden, schraubenden, zuckenden, schleudernden oder tänzelnden Bewegungen hat manche Forscher zu metaphorischen Umschreibungen veranlasst. So wurden zum Beispiel choreatische Hyperkinesen bei Jugendlichen als „Veitstanz" und ein hyperaktives Kind als „Zappelphilipp" bezeichnet. Wird die Zunge unwillkürlich herausgestreckt und wieder blitzartig zurückgezogen, spricht man von „Fly catcher's tongue" bzw. **„Chamäleonzunge"**; wird die periorale Muskulatur „mümmelnd" bewegt, von einem **„Rabbit-Syndrom"**; wird der verkrampfte Körper – wie ein schiefer Turm – seitwärts geneigt – von einem **„Pisa-Syndrom"**. Das hyperkinetische Zusammenspiel von Agonisten- und Antagonisten der Bauchmuskulatur nach abdominellen Operationen nennt man auch „Belly-dancers"-Dystonie usw.

Tab. **1** Symptomatologie der häufigsten extrapyramidalen Hyperkinesen.

Tremor

Ruhe-Tremor

Antagonisten-Tremor („Pillendreher-Phänomen“) bei Parkinson-Krankheit

Aktionstremor

Kopf-Stimm-Schreib-Tremor bei Dystonie (s. Tab. **5**, S. 14)

Dystonie

anhaltende Kontraktionen und Fehlstellungen (Hand- und Fußdystonie), Krämpfe der Gesichts- und Halsmuskulatur (Blepharospasmus, oromandibulare, linguale, pharyngeale und laryngeale Dystonie, Torticollis spasmodicus)
- des Beckens (Tortipelvis)
- des Rumpfs (Opisthotonus)
- bei distaler Dystonie als Athetose

Chorea

distal betonte, blitzartig einschießende, abrupte, nicht vorhersehbare Zuckungen der Extremitäten, des Rumpfs und des Gesichts (Grimassieren, Dysarthrophonie und Dysphagie)

Pharmakogene Hyperkinesen (Dyskinesie und Dystonie)

Früh- und Spätdyskinesien mit choreoathetotischen Lid- und Zungen-Schlundkrämpfen oder akute dystone Reaktion bzw. tardive Dystonie (s. Tab. **4**, S. 11)

Tab. **2** Symptomatologie seltener extrapyramidaler Hyperkinesen.

Ballismus

proximal betonte, meist einseitige, schleudernde Hyperkinesen (Jaktationen)

paroxysmale dystone und kinesiogene Choreoathetose

bei Säuglingen mit Elevation der Arme beginnende choreoathetotische Attacken oder im Schulalter einsetzende, meist unilaterale bewegungsinduzierte Krämpfe mit Grimassieren

Tourette-Syndrom

multiple motorische Tics und unwillkürliche Vokalisationen (Echolalie, Koprolalie), Zwangsstörung

Extrapyramidale Bewegungsstörungen sind inter- und intraindividuell vielgestaltig. Zwar kommen monosymptomatische Stereotypien zum Beispiel als periorale Hyperkinesen insgesamt häufig vor; im Einzelfall können sie aber von einem Torticollis abgelöst und in einem anderen Fall von Hyperkinesen der Extremitäten und des Rumpfs begleitet sein. Gelegentlich zeigt sich bei einem Patienten die ganze Fülle der Hyperkinesen, so dass kaum eine Körperregion davon verschont bleibt:

Kasuistik 1: Bei einer 15-jährigen Patientin beobachteten wir Grimassen mit raschen hyperkinetischen Zuckungen der Lider und Lippen, während sie Zähne und Zunge zeigte. Die Augenbrauen und Mundwinkel wurden nach oben gezogen, die Lippen geschürzt und vorgestülpt. Der Mund öffnete sich weit für Sekunden. Proximal einsetzende, heftig ausfahrende Armbewegungen waren von distal leichter ausgeprägten Hyperkinesen gefolgt. Die Schultern zuckten asynchron, die Unterarme wurden nacheinander blitzartig angewinkelt, so als wollte die Patientin die Arme in die Hüften stützen, dann aber sogleich über den Kopf geworfen, um sekundenlang zu verharren, wobei der Arm dem Hals eines Flamingos glich. Dieser Eindruck wurde dadurch verstärkt, dass Zeige-, Mittelfinger und Daumen schnabelförmig aufeinandergepresst waren, während das Mädchen bei geschlossenem Mund und verkrampfter Larynxmuskulatur vogelstimmenartige Geräusche ausstieß. Die Hände beschrieben mitunter fast kreisförmige Wischbewegungen. Zunächst rotierte der Daumen, dann wurde der Zeigefinger ausgestreckt, schließlich folgte ein Finger dem andern in der Weise des Klavierspielens. Plötzlich wurden auch die zuvor nur diskret zuckenden Beine gespreizt, um aber nach kurzer Pause ruckartig adduziert zu werden. Dann drehten sich die Füße schaufelartig bei überkreuzten Unterschenkeln. Zur Krankengeschichte siehe Kapitel 3.2.3.

15-jährige Patientin mit choreatischen Hyperkinesen.

Video 1 ⊙

Ätiopathogenese: Allen extrapyramidalen Bewegungsstörungen liegt eine **Dysfunktion der Stammganglien** (Basalganglien) und ihrer Projektionen zum Thalamus, Kortex und Hirnstamm zugrunde. Die Basalganglien, insbesondere Striatum, Pallidum, Nucleus subthalamicus und einige Hirnstammkerne, vor allem die Substantia nigra, modulieren die motorische Aktivität. Die Stammganglienprojektionen bilden einen Regelkreis von Enthemmung und Hemmung. Als wichtigste hemmende Neurotransmitter wirken Dopamin und GABA, als erregender Transmitter Glutamat (Abb. **1**).

Dysfunktion der Basalganglien und ihrer Projektionen.

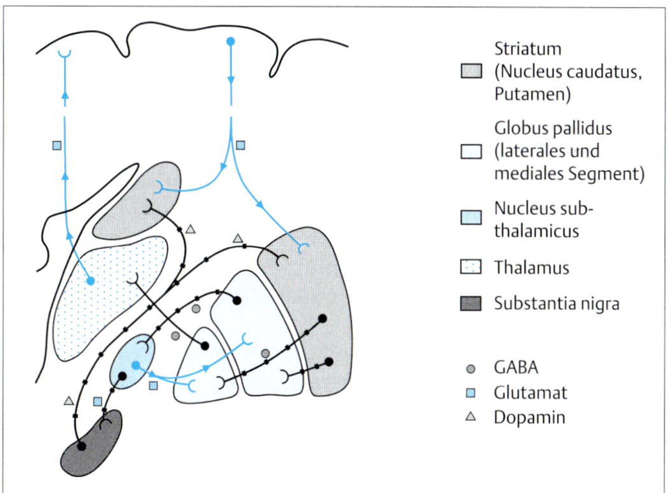

Abb. **1** **Regelkreis hemmender und enthemmender Stammganglien-Projektionen.** Die erregenden Neurone sind blau, die hemmenden schwarz dargestellt (nach [45]).

Tab. **3** Ätiologie und Phänomenologie der häufigsten extrapyramidal-motorischen Syndrome (EPMS).

EPMS	Parkinson	Dystonie	Chorea
Ätiologie			
idiopathisch	Parkinson-Krankheit (selten hereditär)	Torsionsdystonie (hereditär) und andere dystone Syndrome	Huntington-Krankheit (hereditär) und andere choreatische Syndrome
symptomatisch, oft vaskulär bedingt und pharmakogen	andere Parkinson-Syndrome	generalisierte, fokale, segmentale, multifokale dystone Syndrome	Chorea Sydenham und andere choreatische Syndrome
Phänomenologie			
oft als akute oder tardive Hyperkinesen	Rigor, Akinese, Tremor	– dystoner Tremor – Blepharospasmus – oromandibulare, pharyngeale, linguale, laryngeale Dystonie – Tortikollis – Tortipelvis – Opisthotonus – Graphospasmus – Fußdystonie	– Hyperkinesen der Gesichtsmuskeln – okuläre und oropharyngeale Symptome – „Chamäleonzunge“ – Grimassieren – Dysarthrophonie – Dysphagie – Dyskinesien auch des Rumpfs und der Extremitäten

Das **Striatum** (Nucleus caudatus und Putamen) empfängt exzitatorische Afferenzen vom Kortex. Die striatale Aktivität wird durch Dopamin-vermittelte Afferenzen von der Substantia nigra gehemmt. Umgekehrt wirkt das Striatum inhibitorisch auf Substantia nigra und Pallidum. Der **Nucleus subthalamicus** erhält GABAerge Impulse vom Pallidum, sendet seinerseits aber exzitatorische Impulse zum Pallidum und zur Substantia nigra. Hemmende GABAerge Impulse gehen vom **Pallidum** zum ventralen **Thalamuskern**, der exzitatorisch zum motorischen Assoziationskortex projiziert.

Neuronenausfall im Putamen.

Die extrapyramidalen Hyperkinesen beruhen auf einer Enthemmung thalamokortikaler Projektionen. Diese Enthemmung ist Folge eines Neuronenausfalls im Putamen und des daraus resultierenden Verlusts putaminopallidaler Impulse [45] (Tab. **3**).

Auch bei den Multisystematrophien, bei der Alzheimer-Krankheit und bei der Creutzfeldt-Jakob-Krankheit, bei Stoffwechselstörungen wie M. Wilson u. a. finden sich extrapyramidalmotorische Hyperkinesen [19, 20].

Für den Parkinson-Tremor und für dystone, choreatische, ballistische und weitere, seltene Hyperkinesen werden die pathophysiologischen Mechanismen, soweit bekannt, in den entsprechenden Kapiteln dargestellt.

Diagnose und Therapie

Die klinische Diagnostik extrapyramidaler Syndrome bei Stammganglienerkrankungen befasst sich zunächst mit häufig anzutreffenden Symptomen:

- Tremor,
- dystone und
- choreatische Hyperkinesen.

Tremor
- physiologisch
- essenziell
- zerebellar
- orthostatisch
- psychogen

Differenzialdiagnostische Überlegungen zum extrapyramidalen **Tremor** müssen neben dem physiologischen, essenziellen, zerebellaren, und orthostatischen Tremor nicht nur eine Reihe seltenerer Tremor-Formen, sondern auch das psychogene Zittern berücksichtigen, das mit dem organisch bedingten, aber ebenfalls situativ und affektiv verstärkten Tremor alternieren kann (s. Kapitel 1.2). Insofern entscheiden die Angaben des Patienten zur biografischen Anamnese über die Frage, ob psychogene, extrapyramidale oder Kombinationen dieser Symptome vorliegen. Eine wesentliche Voraussetzung des Dialogs mit dem Kranken ist die Kenntnis der Phänomenologie und Psychodynamik gestörter Bewegung und Wahrnehmung [18, 40, 45].

Hyperkinesen
- dyston
- choreatisch
- ballistisch

Zur Differenzierung der Hyperkinesen ist deren Topik wichtig: **Dystone** und **choreatische Hyperkinesen** sind meist distal, ballistische Jaktationen hingegen proximal betont. Obwohl dystone Hyperkinesen schon wegen ihres langsamen Bewegungsablaufs unverkennbar sind, kommen gelegentlich Verwechslungen mit raschen choreatischen Hyperkinesen vor, weil die topische Verteilung dieser Bewegungsstörungen nicht selten nahezu identisch ist. Ein Beispiel dafür sind „grimassenartige" Hyperkinesen der Gesichtsmuskulatur, die einmal dyston, ein andermal choreatisch geprägt sind (s. Tab. **1** und **3**).

Choreoathetose

Ferner können sich dystone und choreatische Bewegungsmuster bei einem Patienten gleichzeitig manifestieren oder erst nach Jahren nebeneinander bestehen. So gehen zum Beispiel die blitzartig einschießenden Hyperkinesen bei Chorea Huntington im Spätstadium allmählich in ein dystones Bewegungsmuster über. Da man die langsam „schraubenden" athetotischen Bewegungen neuerdings als distale Dystonie bezeichnet, werden **choreo-athetotische Hyperkinesen** auch als extrapyramidale Mischbilder interpretiert.

Die seltenen extrapyramidalen Anfälle, vor allem die familiären paroxysmalen dystonen Choreoathetosen, sind ein weiteres Beispiel für die Kombination extrapyramidaler Symptome. Zu dem ebenfalls seltenen **Tourette-Syndrom** der Adoleszenz gehören multiple motorische Tic-Phänomene, unwillkürliche Vokalisationen und eine Zwangsstörung. Schließlich ist das bei Kindern meist im Vorschulalter beginnende **hyperkinetische Syndrom**, das auch als „Aufmerksamkeitsdefizit/Hyperaktivitätsstörung" bezeichnet wird, oft mit Tics bzw. Tourette-Syndrom vergesellschaftet.

Fokale dystone Symptome müssen differenzialdiagnostisch von Epilepsie-Symptomen abgegrenzt werden.

Ein fokales dystones Symptom wie der **Blepharospasmus** kann mit einem Zwinker-Tic oder mit Spasmus (meist Hemispasmus) facialis verwechselt werden (vgl. Kapitel 2.2.1.1). Lidmyoklonien bei Epilepsie sind differenzialdiagnostisch ebenfalls in Betracht zu ziehen. Ein **Torticollis spasmodicus** mag gelegentlich auch an einen fokalen (partiellen) epileptischen Anfall denken lassen. Gegenüber Epilepsie-Syndromen erfolgt die Differenzialdiagnose klinisch und neurophysiologisch mittels video-elektroenzephalografischer Untersuchungen. Die Abgrenzung der paroxysmalen extrapyramidalen Syndrome von den tonisch-klonischen Anfällen ist nicht schwer, da die generalisierten epileptischen Anfälle mit einer Vigilanzstörung verbunden sind.

Ein ausgeprägter **Opisthotonus,** der sowohl bei primärer (idiopathischer) als auch sekundärer (symptomatischer) Dystonie auftreten kann, kommt nicht bei Epilepsie vor, sondern ist in klassischer Form als „Arc de cercle" typisch für die „grande hystérie" (vgl. „Differenzialdiagnose der Hyperkinesen", Kapitel 6).

Pharmakogene Hyperkinesen (Neuroleptika und L-Dopa).

Von großer Bedeutung für Klinik und Praxis sind die Diagnose und Differenzialdiagnose der **Dyskinesien.** Der Begriff „Dyskinesie" wird in der Regel synonym für *pharmakogene* hyperkinetische Bewegungsstörungen verwendet. Es sind vor allem Neuroleptika- und L-Dopa-induzierte Hyperkinesen. Diese und andere extrapyramidal-motorische Symptome sind unerwünschte Arzneimittelwirkungen (UAW) der Psychose- und Parkinson-Therapie. Daneben spielen andere häufig verordnete Pharmaka (Antiepileptika, Antihistaminika und orale Kontrazeptiva) eine untergeordnete Rolle.

Akute und tardive Hyperkinesen.

Man unterscheidet akute und tardive pharmakogene Hyperkinesen: „Spätdystonie" und „Spätdyskinesie" sind ebenso wie der tardive Tremor und die tardive Akathisie Varianten tardiver extrapyramidaler Bewegungsstörungen (Tab. **4**).

! Die Symptome der tardiven Dystonie können phänomenologisch von einer primären idiopathischen Dystonie oft nicht unterschieden werden. Deshalb ist vor jedem Therapieversuch eine eingehende Familien- und Medikamentenanamnese erforderlich.

Aber auch die akuten dystonen Reaktionen werden in Klinik und Praxis nicht immer eindeutig von den choreatischen Dyskinesien abgegrenzt, obwohl dies für die differenzierte Therapie von grundsätzlicher Bedeutung ist. Denn der Einsatz von Anticholinergika kann zum Beispiel eine akute dystone Bewegungsstörung beheben, eine choreatische Dyskinesie aber verschlechtern.

Akathisie unter Neuroleptika-Medikation.

Von den übrigen extrapyramidal-motorischen Syndromen (EPMS), die isoliert und kombiniert vorkommen, ist noch die **Aka-**

Tab. **4** Varianten tardiver Hyperkinesen.

tardive Dystonie	tardive Dyskinesie	tardiver Tremor	tardive Akathisie
Blepharospasmus (Lidkrampf) Torticollis spasmodicus, meist als Retrocollis (mobiler Schiefhals) oromandibulare, pharyngeale, laryngeale Dystonie	okuläre und orobukkolinguale Stereotypien („Grimassieren", „Chamäleonzunge")	perioraler Tremor („Rabbit-Syndrom")	Bewegungsunruhe, Unfähigkeit zu sitzen
Dystonie der Extremitäten und des Rumpfs (Opisthotonus)	choreatische Dyskinesien der Extremitäten und des Rumpfs	Ruhe-Tremor der Extremitäten, Rumpftremor	Tasikinesie (auf der Stelle treten)

thisie zu erwähnen, eine unter Neuroleptika-Medikation auftretende Bewegungsunruhe mit der Unfähigkeit zu sitzen (s. Kapitel 6.4). Die Akathisie ist von dem sogenannten **Restless-legs-Syndrom** zu unterscheiden. Bei diesem weit verbreiteten Phänomen handelt sich um schmerzhafte Missempfindungen und Bewegungen der Beine meist während der Nacht, d. h. bei liegendem Patienten.

! Wenn pharmakogene Hyperkinesen heftig einsetzen, lange anhalten oder plötzlich wiederkehren, lösen sie bei dem Kranken und seiner Umgebung Ratlosigkeit und Angst aus. Die akuten Bewegungsstörungen können aber rasch unterbunden werden.

Zwei Beispiele sollen dies verdeutlichen:

Kasuistik 2: Eine 20-jährige Frau, die wegen Nausea und Vomitus ansteigende Metoclopramid-Dosen eingenommen hatte, entwickelte Hyperkinesen des Gesichts und des Halses mit Trismus, Tortikollis, Dysphagie und Hypersalivation. Die quälenden Krämpfe hielten bereits viele Stunden lang an, als die Patientin im Zustand der Erschöpfung stationär aufgenommen wurde. 10 Minuten nach einer Biperiden-i.v.-Injektion war die Symptomatik vollständig abgeklungen. Video 2 ⊙

Kasuistik 3: Ein junger geistig retardierter Mann aus Südafrika entwickelte 4 Tage nach einer Flupentixol-Injektion akute Dyskinesien, die hauptsächlich die Zunge erfassten. Es kam zu einem Akt der Selbstverletzung (Auto-Amputation), als er sich plötzlich die Zunge abschnitt [54].

1 Extrapyramidaler Tremor

Definition: Tremor ist eine rhythmische Oszillation bei wechselseitiger Aktivität von Agonisten und Antagonisten. Von einem *Ruhe-Tremor* spricht man, wenn er bei fehlender Willkürbewegung auftritt, unter gesteigerter Aufmerksamkeit zunimmt und bei Beginn einer Willkürbewegung unterdrückt wird. *Aktionstremor* lässt sich in den Haltetremor (bei Aktivität gegen die Schwerkraft), den einfachen Bewegungstremor (bei ungerichteter Aktivität) und den Intentionstremor (bei gezielten Bewegungen) unterteilen [26].

Extrapyramidaler Tremor kann als Ruhe- oder Aktionstremor auftreten.

Überblick: Extrapyramidaler Tremor kann als Ruhe- oder Aktionstremor in Erscheinung treten. Der Ruhe-Tremor ist ein Kardinalsymptom der Parkinson-Krankheit. Bei Dystonien beobachtet man häufiger einen Aktionstremor (Halte- und Bewegungstremor).

1.1 Ruhe-Tremor

Die meisten Parkinson-Patienten leiden unter Ruhe-Tremor.

Klinik: Drei Viertel aller Parkinson-Patienten weisen einen meist einseitig beginnenden Ruhe-Tremor auf. Es ist der häufigste extrapyramidale Tremor. Ein Ruhe-Tremor der Hände zeigt sich bei fehlender Willküraktivität besonders deutlich am sitzenden Patienten, wenn dieser die Arme auflegt [26].

Kasuistik 4: Die 71-jährige Näherin klagt über eine zunehmende Ungeschicklichkeit und besonders über ein Zittern der Hände, das in Ruhe auftritt, bei kleinsten Aufregungen zunimmt und meist so lange anhält, bis sie die Hände bewegt und zum Beispiel nach einem Gegenstand greift. Es handelt sich um einen Ruhe-Tremor mit „Pillendreher-Phänomen" bei Parkinson-Krankheit (Video **3** und **4**).

„Pillendreher-Phänomen"

Video 3–6 ⊙

Diagnostik: Der typische Parkinson-Tremor ist ein Antagonisten-Tremor mit einer Frequenz von 4–6 Hz, der in Ruhe auftritt, bei gesteigerter Aufmerksamkeit zunimmt und bei dem Beginn einer Bewegung aufhört (Abb. **2**). Bei ausgeprägtem Zittern der Finger spricht man auch von einem „Pillendreher"-Phänomen. Daneben wird ein gleich- oder höherfrequenter Haltetremor beobachtet.

Ätiopathogenese: Das Parkinson-Syndrom (Abb. **3**) ist ein Dopamin-Mangel-Syndrom. Durch den Ausfall dopaminerger Projektionen von der Substantia nigra zum Striatum kommt es zur sekundären Hemmung thalamokortikaler Impulse. Der Thalamus gilt als Generator des Parkinson-Tremors. Zu den Stammganglienprojektionen siehe Abb. **1**.

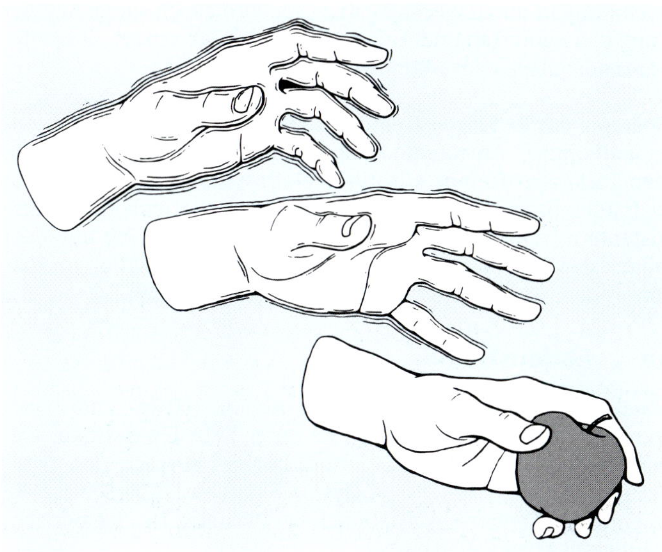

Abb. 2 **Ruhe-Tremor.** Zu Beginn einer Bewegung klingt dieser extrapyramidale Tremor ab (nach [45]).

Video 4 ⊙

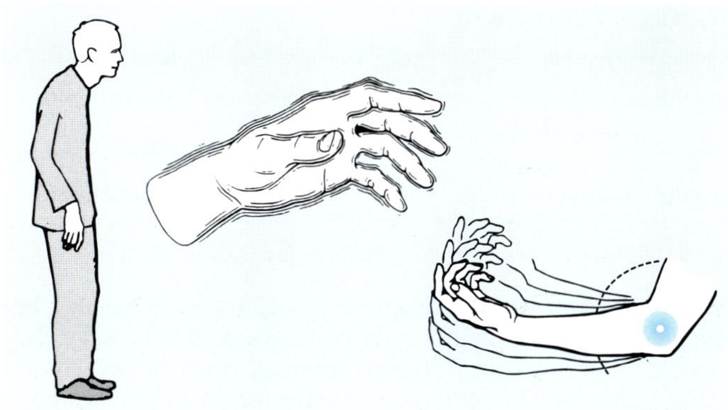

Abb. 3 **Parkinson-Trias: Akinese, Tremor, Rigor.** Das auffälligste Symptom ist der in Ruhe auftretende und zu Beginn einer Bewegung abnehmende Tremor (s. auch Abb. **2**) (nach [45]).

Multisystematrophien, M. Wilson, pharmakogener Tremor unter Neuroleptika-Therapie.

Differenzialdiagnose: Ruhe-Tremor kommt nicht nur bei der Parkinson-Krankheit, sondern u. a. auch bei Multisystematrophien, Chorea Huntington, **M. Wilson** und M. Fahr vor. Als unerwünschte Arzneimittelwirkung unter der Neuroleptika-Therapie ist ein diskreter Ruhe-Tremor häufig, ein tardiver Tremor hingegen selten. Nifedipin, Alpha-Methyl-Para-Thyrosin und Alpha-Methyl-Dopa können ebenfalls einen Ruhe-Tremor auslösen. Das **Kausalgie-Dystonie-Syndrom** ist mit Tremor, Brennschmerz, dystonen Muskelkontraktionen und fixierten Fehlstellungen verbunden. Es manifestiert sich im Rahmen einer Reflexdystropie (Sudeck-Syndrom) nach Bagatell-Trauma. Demgegenüber ist der **„flapping tremor“** („Asterixis“) bei hepatischer Enzephalopathie ein plötzlicher Verlust des Haltetonus mit reflektorischer Korrekturbewegung und wird ebenso wie ein Myoklonus nicht dem Tremor im engeren Sinne zugerechnet. Ein Myoklonus ist im Gegensatz zum

Kausalgie-Dystonie-Syndrom

Tremor nicht durch wechselseitige, sondern gleichzeitige Aktivierung von Agonisten und Antagonisten gekennzeichnet. Zur Differenzialdiagnostik des Aktionstremors s. u.

L-Dopa, Dopaminagonisten, Anticholinergika, Amantadin und Betarezeptorenblocker.

Therapie des Parkinson-Tremors: L-Dopa, Dopaminagonisten, Anticholinergika, Amantadin und Betarezeptorenblocker können den Parkinson-Tremor günstig beeinflussen. In letzter Zeit hat sich auch besonders Budipin bewährt. Bei pharmakotherapieresistentem Tremor ist eine stereotaktische Operation mit uni- oder bilateraler Elektrodenimplantation zur Tiefenstimulation im Thalamus oder Nucleus subthalamicus angezeigt [10, 26].

1.2 Aktionstremor

Der dystone Tremor ist ein Aktions- (Halte- und Bewegungs-) Tremor.

Klinik: Der dystone Tremor ist ein Aktions-(Halte- und Bewegungs-)Tremor mit einer Frequenz unter 7 Hz. Ein dystoner Tremor liegt vor, wenn sich das Zittern in einer Körperregion manifestiert, die gleichzeitig eine Dystonie aufweist. Tab. **5** zeigt die wichtigsten Tremor-Lokalisationen bei Dystonie. Der Tremor geht häufig mit Myoklonien einher.

Tab. **5** Topik des Aktionstremors bei fokaler Dystonie.

Kraniozervikale Dystonie		
zervikale Dystonie	Torticollis spasmodicus	Kopftremor
laryngeale Dystonie	spasmodische Dysphonie	Stimmtremor
unspezifisch		Handtremor
Graphospasmus		Schreibtremor

Tremor capitis bei Torticollis spasmodicus.

Video 7 ⦿

Ätiopathogenese: Die Pathogenese des dystonen Halte- und Bewegungstremors ist ungeklärt. Er ist vorwiegend bei fokaler Dystonie, zum Beispiel bei Torticollis spasmodicus oder bei Schreibkrampf, aber auch bei generalisierten Dystonien zu beobachten.

Ein Tremor capitis sistiert, wenn der Patient eine Hand an den Hinterkopf legt (Trickmanöver).

Diagnostik: Bei dystonem Kopf-Tremor findet man eine Frequenz von 4,5 Hz und im EMG anhaltende Kokontraktionen antagonistischer Muskeln mit gestörter reziproker Hemmung [23, 42]. Für einen dystonen Tremor capitis spricht ein „Trickmanöver", die sogenannte *geste antagonistique:* Der Tremor sistiert, wenn der Patient zum Beispiel eine Hand an den Hinterkopf legt [23].

Neurophysiologische Untersuchungen wie die **Polyelektromyographie** und die **Tremorakzelerometrie** dienen der Sicherung der Diagnose. Sie liefern neben dem Geste-Manöver, dessen Einfluss auf die Tremoramplitude quantifiziert werden kann, zum Beispiel weitere entscheidende Informationen bei Patienten mit Kopf-Tremor (ohne eindeutige posturale Kopfdeviation) darüber, ob ein essenzieller oder dystoner Tremor bei fokaler Dystonie vorliegt [23, 42, 64, 69]. Zur aufgabenspezifischen Dystonie (zum Beispiel Schreibtremor und Graphospamus s. Kapitel 2.2.2).

Differenzialdiagnostisch sind abzugrenzen:
- physiologischer,
- essenzieller,
- zerebellarer,
- orthostatischer,
- psychogener,
- Gaumensegel-Tremor,
- Holmes-Tremor und ein
- Tremor bei Polyneuropathien.

Zur Differenzialdiagnose siehe auch Video 8 – 13 ⊙.

Bei monosymptomatischem Auftreten spricht ein im Vorhalteversuch einsetzendes frequentes Finger- oder Händezittern für einen physiologischen oder essenziellen Halte-Tremor [26]:

Physiologischer Tremor hat eine Frequenz von 6 – 12 Hz. Wie der durch Medikamente (zum Beispiel Valproat, Lithium, Neuroleptika, trizyklische Antidepressiva) verstärkte physiologische Tremor nimmt auch der meist erbliche

Essenzielle Tremor bei Willkürbewegungen zu, anders als dieser aber bei Alkoholeinwirkung ab. Es handelt sich fast immer um einen Tremor manus, in einem Drittel der Fälle kommt ein Tremor capitis hinzu (Frequenz 5 – 10 Hz).

Video 8 ⊙

Zerebellarer Intentionstremor mit einer Frequenz unter 5 Hz, der bei dysmetrischen Zeigeversuchen auffällt, kann bei einer Frequenz unter 4 Hz grobschlägig bis zur Titubation („Wackeltremor") sein und zu Selbstverletzungen führen (Abb. **4**).

Video 9 ⊙

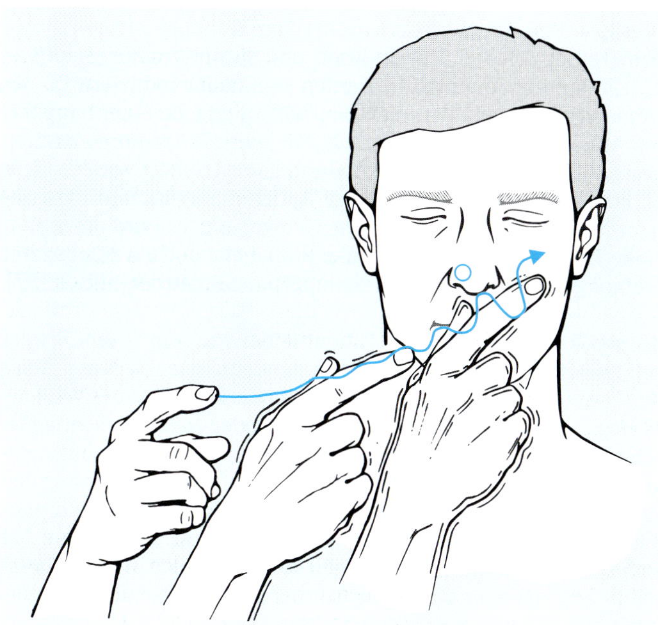

Abb. **4** **Differenzialdiagnose des Tremors.** Im Gegensatz zum extrapyramidalen Ruhetremor (Abb. **2**) nimmt der Intentionstremor bei Zielbewegungen zu. Der geschlängelte Pfeil markiert die Dysmetrie des Zeigeversuchs. Der Befund spricht für einen zerebellaren Tremor (nach [45]).

Orthostatischer Tremor ist selten. Er weist eine hohe Frequenz (über 12 Hz) auf, manifestiert sich ausschließlich im Stehen an den Beinen und am Rumpf und verschwindet beim Gehen oder Sitzen.

Video 10 ⊙

Psychogener Ruhe- und Aktionstremor ist grobschlägig und von wechselnder Frequenz. Es kommt zu Kokontraktionen der Antagonisten. Durch ein Ablenkmanöver kann psychogenes Zittern von anderen Tremorformen unterschieden werden: Kontralaterales Taktschlagen führt zur Übernahme der Taktfrequenz oder zur Unterbrechung eines psychogenen Tremors, jedoch bei Parkinson-Kranken zur Intensivierung eines Ruhe-Tremors [26, 64].

Video 11 und 12 ⊙

Gaumensegel-Tremor kommt als idiopathischer oder symptomatischer Tremor (nach Hirnstammschädigung) vor. Bei Inspektion der Mundhöhle beobachtet man rhythmische Kontraktionen des Gaumens (M. levator palatini). Die Kehlkopfmuskulatur und selbst Extremitäten können mitbeteiligt sein [24]. Fast alle Patienten mit einem idiopathischen Gaumensegel-Tremor leiden unter einem typischen Tinnitus (Klickgeräusche).

Holmes-Tremor (auch Benedikt-Syndrom, Thalamus-Tremor, Ruber-Tremor, Mittelhirn-Tremor, und Myorhythmie), ist ein Ruhe- und Intentionstremor von niedriger Frequenz (unter 4,5 Hz).

(Poly-)neuropathischer Tremor bei demyelinisierenden und hereditär-motorisch-sensiblen Polyneuropathien (HMSN Typ I), auch bei Dysgammaglobulinämie-Neuropathie, ist ein Halte- und Bewegungstremor.

Mittel der Wahl bei Schreib-Kopf- und Stimmtremor ist Botulinum-Toxin.

Therapie: Botulinum-Toxin ist Mittel der Wahl bei fokalem dystonen Tremor, d. h. bei Schreib-Kopf- und Stimm-Tremor (s. Kapitel 2). Die Tremor-Amplituden werden signifikant reduziert. Da der tremolytische Effekt der Injektionsbehandlung auf einer temporären Muskelschwäche beruht, d. h. die zentrale Tremorgeneration unbeeinflusst bleibt, ist eine Änderung der Tremorfrequenz nicht zu beobachten [42, 69]. Auch auf Anticholinergika und Clonazepam spricht dystoner Tremor an. Demgegenüber wird der essenzielle Tremor durch Primidon oder Propanolol und ein zerebellarer Tremor gelegentlich durch Carbamazepin günstig beeinflusst [67].

Video 13 ⊙

Kasuistik 5: Ein 76-jähriger Patient leidet wie sein älterer Bruder seit vielen Jahren unter fortschreitendem essenziellem („senilem") Händetremor, der in Ruhe ausbleibt und bei jeder Willkürbewegung auftritt. Wenn er mit dem Bruder zusammen eine Flasche Wein getrunken hat, wird das Zittern bei beiden geringer. Bevor er aber das Glas zum Mund führen kann, verschüttet er den Wein, so dass er sich eines Strohhalms bedient. Der Bruder versucht immer wieder, aus einem Wasserglas zu trinken und hat sich schon oft damit an den Lippen verletzt. Eine Primidon-Therapie in ansteigender Dosierung hat bei beiden eine ähnliche Wirkung wie Alkoholgenuss (Video **13**).

2 Dystonie

Definition: Dystone Syndrome sind durch unwillkürliche, anhaltende und phasische Muskelkontraktionen gekennzeichnet. Man beobachtet vor allem Krämpfe der Gesichts- und Halsmuskulatur (Blepharospasmus, oromandibulare Dystonie, Tortikollis) und der distalen Gliedmaßenabschnitte (Hand- und Fußdystonie). Neben langsamen Hyperkinesen kommen rasch ablaufende und plötzlich wechselnde, phasische Bewegungen mit Tremor oder Myoklonien vor. Häufig werden minuten- bis stundenlang andauernde dystone Haltungen eingenommen. Diese zum Teil schmerzhaften Fehlstellungen lassen sich aktiv und passiv kaum lösen. Wenn die stereotypen Hyperkinesen isoliert vorkommen, spricht man von fokaler Dystonie; sind diese kombiniert, werden sie als segmentale, multifokale und generalisierte Dystonie bezeichnet.

Überblick: Je nach Lebensalter unterscheidet man infantile, juvenile und adulte Dystonieformen, nach der Ätiologie primäre, idiopathische (hereditäre, sporadische) und sekundäre, symptomatische Manifestationen. Zu den primären Dystonien werden die klassische Dystonia musculorum deformans, die sporadische adulte fokale Dystonie und sogenannte Dystonie-plus-Syndrome (Dopa-sensitive Dystonie, myoklonische Dystonie) gerechnet. Sekundäre Formen sind Dystonien nach Perinatalschäden, Entzündungen, ischämischen Läsionen usw., Dystonien bei heredodegenerativen Erkrankungen (zum Beispiel im Rahmen einer Wilson-Krankheit) und choreoathetotische Dyskinesien, bei denen sich eine Dystonie findet (zum Beispiel die paroxysmalen Hyperkinesen). Bei 80% der Dystonien findet sich keine Ursache. Wesentlich häufiger als die in der Kindheit beginnende generalisierte Dystonie sind fokale Dystonien, die sich im Erwachsenenalter manifestieren und nicht zur Generalisierung neigen. Dabei handelt es sich vorwiegend um kraniozervikale Dystonien.

Man unterscheidet primäre, idiopathische und sekundäre, symptomatische Dystonien.

2.1 Generalisierte Dystonie (Torsionsdystonie)

H. Oppenheim (1911) beschrieb die Dystonie als „eigenartige Krampfkrankheit des kindlichen und jugendlichen Alters (Dysbasia lordotica progressiva, dystonia musculorum deformans)“ [53].

H. Oppenheim (1911) beschrieb erstmals eine „Dystonia musculorum deformans“.

Von dieser primären Dystonie, die erblich oder sporadisch vorkommt, ist eine Reihe sekundärer symptomatischer Dystonien abzugrenzen.

Die generalisierte Dystonie beginnt meist in der Kindheit.
Video 14 ⦿

Klinik: Die generalisierte Dystonie beginnt meist in der Kindheit mit Hyperkinesen am Fuß. Nach Ceballos-Baumann ist das Übergreifen auf benachbarte Körperregionen umso wahrscheinlicher, je früher im Leben eine fokale Dystonie einsetzt [16].

Eine Sonderform ist die L-Dopa-sensitive Dystonie (Segawa-Syndrom).

Eine Sonderform der idiopathischen Dystonien ist die L-Dopa-sensitive Dystonie (Segawa-Syndrom), die im Kindesalter vorwiegend bei Mädchen mit fluktuierender Symptomatik, meist einer dystonen Gangstörung, einsetzt. Später kommen Parkinson-Symptome hinzu [15]. Für eine primäre, idiopathische generalisierte Dystonie sind aber weitere neurologische Ausfälle untypisch. Zum dystonen Tremor s. Kapitel 1.2.

Genlokalisation der hereditären Form auf Chromosom 9.

Ätiopathogenese: Ein Gen für die vererbte generalisierte Dystonie (Torsionsdystonie) ist auf dem langen Arm des Chromosoms 9 (q34), das Gen für die idiopathische L-Dopa-sensitive Dystonie auf dem langen Arm von Chromosom 14 lokalisiert. Ursache der typischen Kokontraktionen in den Antagonisten ist wahrscheinlich eine gestörte Inhibition von Interneuronen im Hirnstamm und Rückenmark.

CCT und MRT sind normal.

Diagnostik: Kraniale Computer- und Kernspintomographie (CCT und MRT) bieten keine auffälligen strukturellen Läsionen. Positronen-Emissions-Computertomographie (PET)-Untersuchungen ergeben Veränderungen der regionalen Glukoseutilisation. Als Hinweise auf Aktivitätsschwankungen. In den Stammganglien zeigen sich Konzentrationsunterschiede der Neurotransmitter Noradrenalin, Seretonin und Dopamin. Oft finden sich elektrophysiologische Auffälligkeiten, z.B. abnorme Antagonistenaktivität bei der Polymyografie, gestörte reziproke Inhibition des elektrisch ausgelösten H-Reflexes, gestörte kortiko-kortikale Inhibition bei der TMS, die allesamt einen Verlust normaler von den Basalganglien gesteuerter Fazilitierung inhibitorischer Regelkreise anzeigen.

Man gibt Anticholinergika oder Neuroleptika, bei Segawa-Syndrom L-Dopa.

Therapie: Trihexyphenidyl, auch Tetrabenazin, Tiaprid [3], Haloperidol, Clozapin, Carbamacepin oder Baclofen helfen, wenngleich oft nur vorübergehend [16]. Bei der L-Dopa-sensitiven Dystonie (Segawa-Syndrom) führt die Gabe von L-Dopa zu rascher Besserung [15]. L-Dopa empfiehlt sich auch bei symptomatischen Dystonien. Treten dystone Symptome fokal betont auf, beispielsweise in Gestalt eines Torticollis spasmodicus, kann eine Injektionsbehandlung mit **Botulinumtoxin** hilfreich sein (s. Kapitel 2.2.1.4). Wenn eine medikamentöse Therapie versagt, kommen neurochirurgische Verfahren in Betracht (Pallidotomie und Pallidum-Stimulation).

Botulinumtoxin

Bewegungsübungen sollen der Ausbildung schwerer Kontrakturen vorbeugen.

Frühzeitig einsetzende Bewegungsübungen auf neurophysiologischer Grundlage wirken den innervationsinduzierten dystonen Reaktionen und der Ausbildung von Kontrakturen entgegen.

Verlauf: Im allmählich progredienten Verlauf der generalisierten Dystonie entwickeln sich Muskelkontrakturen und Skelettdeformitäten (Skoliose). Bei Erstmanifestation dystoner Symptome an den Armen nach dem 15. Lebensjahr ist mit einem gutartigen Verlauf zu rechnen.

2.2 Fokale und segmentale Dystonie

Bei den fokalen und segmentalen Dystonien, die nachfolgend im Einzelnen dargestellt werden, handelt es sich meist um sporadische idiopathische oder symptomatische Formen. Neben dem mobilen **Schiefhals** imponieren **Lidkrämpfe** und **Blickdeviationen** mit und ohne Kontraktionen der perioralen Gesichtsmuskulatur. Typisch sind auch Zungen-Kiefer-Schlund-Krämpfe, eine spasmodische Stimmstörung, ein Schreibkrampf, eine Fußdystonie und Torquierungen der Rumpf- oder Beckenmuskulatur (s. Tab. **6**). Eine Athetose ist durch schraubende Bewegungen vor allem der Hände charakterisiert und wird daher auch als distale Dystonie bezeichnet (s. Kapitel 2.2.5).

Idiopathische und symptomatische Formen.

Athetose

Von ***segmentaler Dystonie*** spricht man, wenn benachbarte Körperareale betroffen sind, zum Beispiel die Hals- und Kiefer-Mund-Region.

Eine ***multifokale Dystonie*** liegt vor, wenn zwei nicht benachbarte Regionen beteiligt sind, wie zum Beispiel bei einer Kombination von Lid- und Schreibkrampf [16].

Tab. **6** Dystone Syndrome: isoliert (fokal) oder kombiniert (segmental, multifokal, generalisiert).

fokal	segmental	multifokal	generalisiert
Blepharospasmus	Blepharospasmus oromandibulare Dystonie	Blepharospasmus	Blepharospasmus oromandibulare, pharyngeale, linguale Dystonie spasmodische Dysphonie Torticollis spasmodicus
		Graphospasmus	Graphospasmus Opisthotonus Tortipelvis krurale Dystonie

Ätiopathogenese: Nur selten ist bei einer fokalen Dystonie ein autosomal dominanter Erbgang nachzuweisen (s. Torticollis spasmodicus). Nur 20% der Dystonien sind symptomatisch, aber bei 80% der **Hemidystonien** findet man Läsionen der Stammganglien (Infarkte, Tumoren u.a.). Unter den frühen dystonen Reaktionen nach Neuroleptika-Medikation beobachtet man häufig fokale und segmentale Dystonien, nur bei Kindern häufiger eine generalisierte Dystonie (vgl. Kapitel 6). Wenn sich eine sekundäre Dystonie erst in der zweiten oder dritten Dekade nach frühkindlichem Hirnschaden manifestiert, spricht man auch von „Delayed-onset"-Dystonie. Wie bei den idiopathischen ist bei den symptomatischen Dystonien eine pathogenetisch noch nicht genügend geklärte Dysfunktion der Stammganglien, aber auch nicht selten ein

Bei 80% der Hemidystonien findet man Läsionen der Stammganglien.

Nach einem peripheren Trauma können sich in der entsprechenden Körperregion dystone Hyperkinesen entwickeln.

peripherer Faktor anzunehmen. Besonders den fokalen Dystonien kann ein Trauma in der entsprechenden Körperregion mit Läsionen peripherer Nerven und die **sympathische Reflexdystrophie (Sudeck-Syndrom)** vorausgegangen sein. Zwei geläufige Beispiele für die traumatische periphere Auslösung sind die oromandibulare Dystonie nach Zahnextraktion und ein Torticollis spasmodicus nach einem HWS-Trauma [33].

2.2.1 Kraniozervikale Dystonie

Zu den kraniozervikalen Dystonien rechnet man neben Blepharospasmus und Torticollis spasmodicus, die oromandibulare, linguale, pharyngeale und laryngeale Dystonie [9,12,21,22]. Man beobachtet anhaltende Hyperkinesen, die die Augenlider, Halsmuskeln, Lippen, Zunge, Kiefer, Pharynx und Larynx erfassen können. Besonders störend sind nicht nur ein Stridor, Trismus und eine Dysphagie, sondern auch ein unwillkürliches Hervortreten der Zunge (Tab. **6**).

2.2.1.1 Blepharospasmus

Die tonische Kontraktion oder ein klonischer Spasmus der Augenlider kann zu funktioneller Blindheit führen.

Es gibt „Kunstgriffe", um den Lidkrampf zu unterdrücken, z. B. Berühren der Augenbrauen mit dem Zeigefinger („geste antagonistique").

Klinik: Der idiopathische (essenzielle) Blepharospasmus, eine fokale Dystonie, tritt meist im mittleren und höheren Lebensalter auf. Das weibliche Geschlecht überwiegt. Der Lidkrampf ist durch unwillkürliche Kontraktionen des vom N. facialis innervierten M. orbicularis oculi beidseits charakterisiert. Auch die M. corrugatores supercilii sind beteiligt. Die tonische Kontraktion oder ein klonischer Spasmus der Augenlider kann minutenlang anhalten und bis zur funktionellen Blindheit führen. Man spricht von Blepharokolysis (oder auch nicht ganz korrekt von „Apraxia of eye lid opening"), wenn die unverkrampft geschlossenen Augen nicht geöffnet werden (Lidöffnungsinhibition). Die Patienten klagen über ein Fremdkörpergefühl. Lesen, Fernsehen und Autofahren verstärken den Lidkrampf, der durch „Kunstgriffe" unterbrochen werden kann. Die Patienten bedienen sich einiger „Trickmanöver" **(„sensory tricks")**, um das lästige Zwinkern zu unterdrücken: Berühren der Augenbrauen mit dem Zeigefinger („geste antagonistique"), Zählen, Gähnen, Kauen, Pfeifen, Singen und Klavierspielen.

Neben essenziellen Formen kommt Blepharospasmus auch bei M. Wilson, Multipler Sklerose, Hypoglykämie und Hypokalzämie vor. Pharmakogener Lidkrampf durch Neuroleptika und Dopaminergika.

Ätiopathogenese: Bei jüngeren Patienten mit essenziellem (idiopathischem) Blepharospasmus ist an den Beginn einer hereditären generalisierten Dystonie (s. o.), an den **M. Wilson** (Kupferstoffwechselstörung) und an die **Multiple Sklerose** zu denken. Ein Lidkrampf manifestiert sich aber auch häufig bei **Hypoglykämie** und **Hypokalzämie**. In letzter Zeit wird er gelegentlich bei Borreliose und AIDS gesehen [43]. Bei älteren Patienten kommt häufiger ein tardiver pharmakogener Blepharospasmus vor [60]. Der pharmakogene Lidkrampf wird meist durch Neuroleptika oder Dopaminergika induziert (s. Kapitel 6). Wenn ein psychischer Ambivalenzkonflikt zu eruieren ist, kann man bei situativ ausgelöstem oder verstärktem Lidkrampf von einer psychosomatischen Störung sprechen [45].

Kasuistik 6: Die 76-jährige Patientin leidet seit mindestens zwanzig Jahren unter einem dystonen Lidkrampf, der mit einem Fremdkörpergefühl („Augenschmerzen") verbunden ist. Der Blepharospasmus ist durch unwillkürliche Kontraktionen des M. orbicularis oculi beidseits charakterisiert. Man beobachtet anhaltende dystone Lidkontraktionen. Es besteht funktionelle Blindheit. Wenn die Patientin aufgefordert ist, langsam zu zählen, lässt der Lidkrampf nach, um anschließend wieder einzusetzen.

76-jährige Patientin mit idiopathischem Blepharospasmus.

Video 15 ⊙

Differenzialdiagnose: Blepharospasmus kann mit okulärer Myasthenie verwechselt werden, besonders, wenn der Patient nach Aufforderung die Augen nicht öffnet, wie bei einer Lidöffnungsinhibition. Im Gegensatz zum Lidkrampf ist ein **Spasmus facialis** in der Regel einseitig (Hemispasmus facialis). Video-EEG und -EMG sichern die Diagnose [42, 43]. Besonders bei Schulkindern ist gelegentlich an die Erstmanifestation einer Absencen-Epilepsie zu denken. Im Zweifelsfall empfiehlt sich eine Video-EEG-Ableitung zum Ausschluss epileptischer Lidmyoklonien. Siehe auch motorische Tics (Zwinker-Tic), Kapitel 8. Zur okulären Dystonie mit **Blickkrampf** s. Abb. **5**, Kasuistik 7 sowie Video **16** und **17**.

Abgrenzung gegen okuläre Myasthenie und Epilepsie.

Video 16 und 17 ⊙

Therapie: Mittel der Wahl ist die Injektion von Botulinumtoxin A in den M. orbicularis oculi. Unerwünschte Wirkungen dieser chemischen Denervierung sind Ptosis, Diplopie oder Keratitis in weniger als fünf Prozent der Fälle. Nach zwei bis drei Monaten wird die Injektion wiederholt. Die operative Behandlung, eine distale Denervierung des N. facialis oder Teilmyektomie des M. orbicularis oculi, führt zu irreversiblen Ausfällen, ohne Rezidive sicher zu verhindern. L-Dopa ist unwirksam. Anticholinergika werden wegen toxischer Nebenwirkungen sehr langsam aufdosiert. Haloperidol kann mit befriedigendem Erfolg gegeben werden, jedoch eine tardive Dystonie verursachen [44, 58]. Als seltene unerwünschte Wirkung des u. a. bei Lidkrampf eingesetzten Tiaprid ist eine Galaktorrhö zu beachten.

Mittel der Wahl ist die Injektion von Botulinumtoxin in den M. orbicularis oculi.

Verlauf: Mit einem Rezidiv und einer Ausbreitung der fokalen Dystonie auf andere Muskelgruppen ist zu rechnen. Siehe auch Meige-Syndrom.

Kasuistik 7: Die 22-jährige Patientin hatte einen Verkehrsunfall mit Contusio cerebri erlitten und musste im lang anhaltenden Koma bei nosokomialer Pilzinfektion kontrolliert beatmet werden. Es bestand eine spastische Tetraparese. Im weiteren Verlauf fielen häufige tonische Blickdeviationen nach links oben auf, die sich täglich mehrfach für 3 – 6 Sekunden bei ungestörter Vigilanz wiederholten. Währenddessen öffnete sie den Mund und streckte die Arme. Die okuläre Dystonie („Blick- oder Schaukrampf, okulogyre Krise") war im Verlauf einer Meningoenzephalitis mit multiplen Mikroabszessen im Bereich der Stammganglien und des Hirnstamms (Kandidose) aufgetreten. Nach antimykotischer Therapie blieb ein Parkinson-Syndrom zurück, das dem Bild einer postenzephalitischen Parkinson-Krankheit (Economo) glich.

„Blick-" oder „Schaukrampf", auch okulogyre Krise und okuläre Dystonie genannt, bei einer 22-jährigen Frau mit Meningoenzephalitis nach Schädelhirntrauma.

s. a. Video 16 ⊙ okulogyre Krise

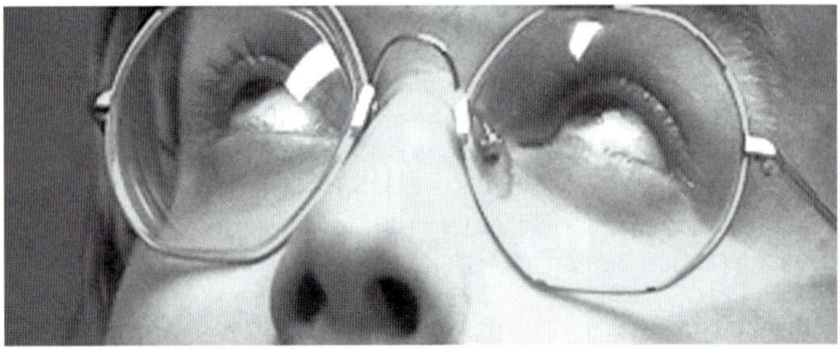

Abb. **5** **Okuläre Dystonie.** Unwillkürliche tonische Blickwendung nach rechts oben.

Video 17 ⊙

2.2.1.2 Oromandibulare, linguale und pharyngeale Dystonie

Es handelt sich um unwillkürliche, anhaltende Krämpfe der Gesichtsmuskulatur, des Mundes und Kiefers (oromandibulare Dystonie), oft auch der Zunge (linguale Dystonie). Die pharyngeale Dystonie ist durch Dysphagie und gelegentlich durch Stridor gekennzeichnet. Zur laryngealen Dystonie s. u.

2.2.1.3 Meige-Syndrom

Zwei Drittel aller Patienten mit idiopathischem Blepharospasmus weisen auch Symptome oromandibularer Dystonie auf.

Video 18 ⊙

Klinik: Das Syndrom wurde erstmals von Henry Meige (1910) beschrieben. Weniger gebräuchlich ist (nach einem Gemälde von Pieter Brueghel) die Bezeichnung „Brueghel-Syndrom“. Die segmentale Dystonie beginnt im Erwachsenenalter mit Krämpfen der periorbitalen und perioralen Muskulatur. Zwei Drittel aller Patienten mit einem idiopathischen Blepharospasmus weisen auch Symptome einer oromandibularen Dystonie auf. Kiefer-Pharynx-, Mundboden- und Halsmuskulatur können beteiligt sein [58].

Essenzielle Dystonie
Multiple Sklerose

Pharmakogene Dystonie

Ätiopathogenese: Meist ist keine spezifische Ursache nachzuweisen. In einigen Fällen findet man Infektionen, Plaques bei multipler Sklerose oder Gefäßerkrankungen des ZNS [58]. Häufiger manifestiert sich das Syndrom nach L-Dopa- und Neuroleptika-Medikation (s. Kapitel 6).

Therapie: Die medikamentösen Behandlungsmöglichkeiten sind begrenzt. Zur Botulinumtoxin-Behandlung siehe Therapie des Blepharospasmus.

Kasuistik 8: Die 72-jährige Patientin klagt seit 3 Jahren über tonische Krämpfe der Augenlider und -brauen. Dabei „rümpft" sie die Nase und spitzt die Lippen. Sie kann den Blepharospasmus und die assoziierten Mundbewegungen durch Zählen bis 10 unterbrechen. CCT und EEG ergeben keinen pathologischen Befund.

72-jährige Patientin mit periorbitaler und orofazialer Dystonie.
Video 19 ⊙ (Meige-Syndrom)

2.2.1.4 Torticollis spasmodicus (zervikale Dystonie)

Klinik: Die zervikale Dystonie, der Torticollis spasmodicus, ist vor allem durch eine langsame Kopfdrehung und -neigung infolge tonischer Kontraktionen des M. sternocleidomastoideus, des oberen Trapeziusanteils und des M. splenius capitis charakterisiert. Je nach überwiegender Zugrichtung spricht man von Antero-, Latero- und Retrokollis oder rotatorischem Tortikollis. Die zervikale Dystonie tritt intermittierend, auch begleitet von dystonem Tremor und kurzen ruckartigen Bewegungen, auf. Die Schulter wird angehoben (Video **20**).

Langsame Kopfdrehung und -neigung infolge tonischer Kontraktionen von Halsmuskeln als Antero-, Latero- und Retrokollis oder rotatorischer Tortikollis.

Video 20 ⊙

Ätiopathogenese: Man unterscheidet idiopathische (hereditäre, sporadische) und symptomatische Tortikollisformen. In einigen Familien findet sich ein autosomal dominanter Erbgang mit Genlokalisation auf Chromosom 18 p. Wesentlich häufiger ist sporadisches Vorkommen [21, 22]. Eine symptomatische zervikale Dystonie wird bei M. Wilson und anderen Stammganglienerkrankungen, aber auch bei Syringomyelie, Neuroborreliose, zerebralem Lupus erythematodes und vor allem im Rahmen von pharmakogenen Dystonien (s. Kapitel 6) beobachtet. Vorwiegend bei Frauen besteht oft eine Schilddrüsenerkrankung (Struma, Thyreoiditis). Nach Bräutigam sind lokal-traumatische Einwirkungen in der Kopf-Hals-Region und emotionale Anforderungen häufig mitbeteiligt [12].

Wesentlich häufiger als hereditäres Vorkommen sind sporadische und symptomatische Formen.

Diagnostik: Durch einen „Kunstgriff" („sensory trick"), z. B. Berühren des Kinns mit der Hand kontralateral zur Drehrichtung des Tortikollis, kann der Patient die Hyperkinesen unterdrücken („geste antagonistique"). Oder der Patient berührt den Hinterkopf, den er auch zum Beispiel beim Autofahren gegen eine Kopfstütze pressen kann. Die an den dystonen Bewegungen beteiligten Muskeln (s. o.) sind hypertrophisch. Im EMG sieht man periodische oder rhythmische Entladungen der Agonisten und Antagonisten.

Berührung des Kinns mit dem Finger unterdrückt die Hyperkinesen.

Die symptomatischen Formen weisen nicht selten weitere fokale Symptome, eine homolaterale Hemiparese oder zusätzlich andere hyperkinetische Bewegungsstörungen, zum Beispiel einen Blepharospasmus oder eine oromandibulare Dystonie auf (s. auch segmentale Dystonie). Daher sind bildgebende Verfahren zum Nachweis struktureller Läsionen im Bereich der Stammganglien indiziert. Zur Differenzialdiagnose siehe Tab. **7**.

Bildgebende Verfahren zum Nachweis struktureller Läsionen im Bereich der Stammganglien sind indiziert.

Tab. 7 Differenzialdiagnose des Tortikollis.

Tortikollis	Ätiologie
Torticollis spasmodicus (zervikale Dystonie)	– idiopathisch (hereditär oder sporadisch) – symptomatisch, z. B. postenzephalitisch
pharmakogen	– Neuroleptika
Caput obstipum	– intrauterine Druckläsion – Malformation des kraniozervikalen Übergangs
traumatisch	– HWS-Trauma, Diskushernie, iatrogene Läsion
entzündlich	– unspezifische Lymphadenitis, Tuberkulose, M. Bechterew
tumorös	– hoher Halsmarktumor
psychogen	– Konflikt

Injektion von Botulinumtoxin A in die am stärksten betroffenen Muskeln.

Therapie: Mittel der Wahl ist die lokale Injektion von Botulinumtoxin A in die am stärksten betroffenen Muskeln unter EMG-Kontrolle [68,69]. Daneben sind Anticholinergika und Dopaminrezeptorenblocker (Haloperidol), gelegentlich auch Carbamazepin und Baclofen wirksam. In jedem Fall sind krankengymnastische Bewegungsübungen und psychotherapeutische Gespräche angezeigt. Als Ultima Ratio gilt die selektive periphere Denervierung der Äste des N. accessorius, der den M. sternocleidomastoideus versorgt, gekoppelt mit einer posterioren extraduralen Ramisektomie C1 – C6/7.

Verlauf: Spontanremissionen sind selten. Bei einem Drittel der Tortikollis-Patienten breiten sich die Hyperkinesen auf Gesicht und Arm aus [16].

44-jähriger Mann mit Torticollis spasmodicus und Ausbreitung der dystonen Hyperkinesen.

(Torsion, vgl. Video 14 und 20 ⊙)

Kasuistik 9: Der 44-jährige Offsetdrucker und ehemalige Langstreckenläufer gab an, seit 5 Jahren an einer unwiderstehlichen Drehung des Kopfes nach links zu leiden. Dabei hebe sich die Schulter an. Seit dem vergangenen Jahr habe sich der gesamte Körper immer mehr nach vorn und nach rechts gebeugt (vgl. Video), so dass er jetzt kaum mehr aufrecht gehen und nicht mehr arbeiten könne. Bei der neurologischen Untersuchung waren die Hirnnerven intakt, die Eigenreflexe seitengleich lebhaft, das Babinski-Zeichen beidseits negativ. Es fanden sich keine Paresen oder Sensibilitätsstörungen. Der Tonus im hypertrophierten M. sternocleidomastoideus rechts war deutlich erhöht. Das zuletzt eingenommene Medikament (Trihexiphenidyl) wurde allmählich gegen Tiaprid ausgetauscht. Darüber hinaus wurde eine bereits zuvor hilfreiche Botulinumtoxin-Therapie wieder aufgenommen.

2.2.1.5 Spasmodische Dysphonie (laryngeale Dystonie)

Klinik: Wenn die Larynxmuskulatur betroffen ist, stellt sich eine spasmodische Dysphonie ein. Die Muskelkontraktionen sind manchmal unter der Haut über dem Kehlkopf sichtbar (s. Video **21**). Die Stimme ist „gepresst“ und die Stimmbildung bricht häufiger ab. Die Patienten leiden unter einem Engegefühl im Hals, so, „als versuche man zu sprechen, während man erstickt“ [16].

Bei laryngealer Dystonie kann man die Muskelkontraktionen unter der Haut sehen.

Therapie: Die Botulinumtoxin-Therapie des dystonen Stridors unter Lokalanästhesie und EMG-Kontrolle erfolgt perkutan (durch die Membrana crico-thyreoidea) oder peroral in den M. thyroarytenoideus. Die damit erreichte Schwäche der Stimmlippenmuskeln führt zu sehr guter Besserung; die Injektion muss im Abstand von drei Monaten wiederholt werden [16].

Botulinumtoxin-Injektion

Kasuistik 10: 74-jähriger Patient mit fortgeschrittener Binswanger-Krankheit (subkortikale arteriosklerotische Enzephalopathie). In den letzten Tagen vor der stationären Aufnahme entwickelte sich eine spasmodische Dysphonie mit Stimmtremor bei laryngealer Dystonie. Man beobachtet Stimmvibrationen unter der Haut über Kehlkopf und Mundboden.

74-jähriger Patient mit Stimmtremor bei laryngealer Dystonie.

Video 21 ⊙

2.2.2 Graphospasmus

Klinik: Der idiopathische Schreibkrampf ist eine fokale Dystonie, die wie andere „Beschäftigungsdystonien“ aufgabenspezifisch in Erscheinung tritt. Die Prävalenz liegt bei 7 auf 100 000 Einwohner. Auffällig sind Fehlstellungen und zum Teil schmerzhafte Kontraktionen antagonistischer Muskeln. Diese Verkrampfungen manifestieren sich beim Schreiben früher oder später. Bei einem **einfachen Schreibkrampf** ist die Gebrauchshand während anderer manueller Tätigkeiten ungestört.

Verkrampfung der Gebrauchshand beim Schreiben.

Bei **progressivem Schreibkrampf** können später auch andere Aufgaben mit dieser Hand nicht mehr verrichtet werden. Ein **dystoner Schreibkrampf** ist anzunehmen, wenn von Anfang an sowohl das Schreiben als auch andere manuelle Arbeiten misslingen. Ein (dystoner) Schreibtremor kann hinzukommen (s. Video **22**).

Ein dystoner Schreibkrampf liegt vor, wenn von Anfang an sowohl das Schreiben als auch andere manuelle Arbeiten misslingen. Video 22 ⊙

Therapie: Die Botulinumtoxin-Behandlung des Graphospasmus ist erfolgreich, wenn man mit geringer Dosis beginnt und diese im Abstand von Wochen steigert. Auf diese Weise können therapiebedingte Funktionseinbußen verhindert werden. Demgegenüber sind Anticholinergika und Neuroleptika weniger effektiv und wegen unerwünschter Wirkungen nur selten indiziert. Es empfehlen sich ergotherapeutische Hilfsmittel wie zum Beispiel eine Schiene oder dicke Schreibstifte [8].

Botulinumtoxin-Behandlung und Ergotherapie.

Verlauf: Bei fast der Hälfte der Patienten ist der Graphospasmus durch Botulinumtoxin-Therapie günstig zu beeinflussen. In 25% der Fälle tritt ein Schreibkrampf später an der vorher gesunden Hand auf.

74-jähriger Patient mit Schreib-Tremor.

Video 22 ⦿

Kasuistik 11: Der 74-jährige ehemalige Bankkaufmann berichtete, dass er seit zwei Jahren, kurz nach einer aorto-koronaren Bypass-Operation, beim Schreiben ein Zittern der rechten Hand bemerkt habe. Die neurologische Untersuchung war, abgesehen von dem Aktionstremor der rechten Hand mit Pronations-Supinations-Bewegungen des Unterarms unauffällig. Kernspintomographisch fand sich eine leichte kortikale Atrophie. Ein Behandlungsversuch mit Primidon war nicht erfolgreich. Daraufhin wurde die Indikation zur Botulinumtoxin-Behandlung gestellt.

2.2.3 Opisthotonus (axiale Dystonie)

Rumpfwölbung bei Reklination des Kopfes (Retrocollis).

Klinik: Oft verbunden mit Reklination des Kopfes (Retrokollis), manifestiert sich die axiale Dystonie bei Verkrampfung der Rückenmuskulatur in Form eines Opisthotonus („Back arching").

Bei idiopathischer generalisierter und pharmakogener tardiver Dystonie oder Konversionsstörung.

Video 30, 42 und 43 ⦿

Ätiopathogenese: Die axiale Dystonie ist ebenso wie eine proximale Dystonie der Beckenmuskulatur (Tortipelvis) ein Bewegungsmuster der idiopathischen generalisierten Dystonie, kommt aber auch als tardive Dystonie vor (s. Kapitel 6.1.1). Ein opisthotoner „Arc de cercle" wird bei Konversionsstörungen beobachtet.

Botulinumtoxin-Behandlung

Therapie: Eine Botulinumtoxin-Behandlung des Tortikollis (Retrokollis) kann sich auch auf den Opisthotonus günstig auswirken. Dasselbe gilt für die übrigen medikamentösen und physiotherapeutischen Maßnahmen bei dystonen Syndromen (s. o).

2.2.4 Krurale Dystonie

Mit einer Fußdystonie beginnt oft die generalisierte Dystonie.

Klinik: Meist beginnt die generalisierte Dystonie des Kindesalters mit einer Fußdystonie, d.h. die Fußmuskulatur kontrahiert sich aktionsinduziert und verharrt in Supinationsstellung.

Idiopathisch oder pharmakogen unter L-Dopa-Therapie.

Ätiopathogenese: Idiopathisch oder häufig auch pharmakogen, zum Beispiel unter der L-Dopa-Therapie der Parkinson-Krankheit als „Early morning dystonia" (s. Kapitel 6.2).

Botulinumtoxin-Behandlung

Therapie: Lokale Injektionen von Botulinumtoxin A in die Zehenstreckermuskulatur bewirken eine vorübergehende Besserung der Fußdystonie.

2.2.5 Athetose (distale Dystonie)

Klinik: Athetotische Hyperkinesen sind langsam schraubende Bewegungen der Extremitäten, vorwiegend der Hände. Wechselnde bizarre Fehlstellungen sind charakteristisch für diese **distale Dystonie**. Bei gleichzeitiger Anspannung von Agonisten und Antagonisten werden die Gelenke unnatürlich überdehnt (Abb. **6** und Video **23**).

Langsam schraubende Bewegungen, vorwiegend der Hände mit wechselnden bizarren Fehlstellungen der Gelenke.
Video 23 ⊙

Ätiopathogenese: Wie bei allen Stammganglien-Syndromen kommen auch bei der distalen Dystonie unilaterale und bilaterale Hyperkinesen (Athetose und Athétose double) vor, meist als Folge perinataler Hirnschädigungen, so bei der Little-Krankheit in Verbindung mit spastischen Lähmungen (Para- oder Hemiparese) und Epilepsie. Pathologisch-anatomisch findet man einen Status marmoratus. Hemiathetosen können sich auch im Erwachsenenalter nach einem Schlaganfall entwickeln [45].

Folge perinataler Hirnschädigung und bei Manifestation im Erwachsenenalter auch nach Schlaganfall.

Therapie: Die Behandlungsmöglichkeiten richten sich nach der Grundkrankheit. Tiaprid in allmählich ansteigender Dosierung kann die ständig störenden athetotischen Hyperkinesen günstig beeinflussen. Bewegungsübungen auf neurophysiologischer Grundlage sollen Deformitäten vorbeugen.

Verlauf: Der Krankheitsverlauf ist langsam progredient. In der Regel kommt es zu Kontrakturen und Skelettdeformitäten.

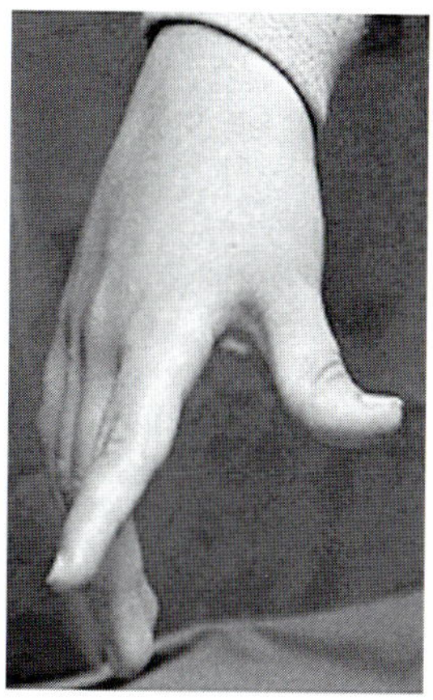

Abb. **6** **Athetose.** Geschraubte Hyperkinesen der Hand mit überstreckten Fingergelenken (distale Dystonie).

3 Chorea

Definition: Choreatische Hyperkinesen sind rasche unwillkürliche Zuckungen meist im Bereich der distalen Extremitätenabschnitte; aber auch Kopf- und Rumpfhaltung geraten außer Kontrolle. Auffällig ist ein Grimassieren. Sprechen und Schlucken sind erschwert. Sind die abrupten, nicht repetitiven Bewegungen derart heftig und ausfahrend, dass der Patient sich nicht mehr aufrecht halten kann, wird das Gehen unmöglich. Dabei ist die Muskulatur hypoton (hyperkinetisch-hypotones Syndrom). Choreatische Bewegungsstörungen kommen bei verschiedenen Krankheitsbildern, z.T. zusammen mit anderen extrapyramidalen Symptomen vor. Sie bilden das Kernsymptom der Chorea major (Huntington-Krankheit).

3.1 Huntington-Krankheit

Heredodegenerative Erkrankung mit rasch ablaufenden Hyperkinesen, Psychose und Demenz-Syndrom.

Georges Huntington (1872) grenzte die Chorea major als Erbkrankheit von der Chorea minor ab. Es handelt sich um eine heredodegenerative Erkrankung mit rasch ablaufenden Hyperkinesen, psychotischen Symptomen und demenzieller Entwicklung.

Der Schweregrad des Krankheitsbildes ist sehr variabel, die genetische Penetranz hingegen vollständig [19].

Manifestationsgipfel um das 40. Lebensjahr mit einschießenden Hyperkinesen, Dysarthrie, später Dysphagie und demenzieller Entwicklung.

Klinik: Die Krankheit manifestiert sich zwischen dem 35. und 45. Lebensjahr, selten vor dem 10. oder nach dem 60. Lebensjahr. Männer und Frauen sind gleich häufig betroffen. Bei den seltenen juvenilen Formen stehen psychopathologische Symptome im Vordergrund [71].

Im Frühstadium sind die blitzartig einschießenden und gelegentlich tanzartigen Hyperkinesen diskret. Aufgrund unwillkürlicher Kontraktionen der Sprech- und Atemmuskulatur entwickelt sich eine Dysarthrophonie. Ein Tremor ist nicht selten (vgl. Kapitel 1). Hinzu kommen vegetative Symptome, wie Hyperhidrosis und Harninkontinenz. Im weiteren Verlauf werden die Hyperkinesen ausfahrend, und die anfangs schlaffe Muskulatur wird rigide. Es kommt zur Ausbildung von Muskelkontrakturen. Die Hyperkinesen greifen von der distalen auf die proximale Muskulatur über und werden im Krankheitsverlauf dyston (s. Dystonie). Eine zunehmende Dysphagie führt zur Kachexie und zur Aspirationspneumonie. Mit zunehmender Beeinträchtigung der Gedächtnisleistungen und mit dem Verlust der Urteilsfähigkeit kommt es regelmäßig zur Demenz.

Ätiopathogenese: Die Huntington-Krankheit wird autosomal dominant vererbt. Der Gendefekt ist auf dem kurzen Arm von Chromosom 4 lokalisiert. Die degenerativen Veränderungen der Stammganglien betreffen vorwiegend das Corpus striatum (Untergang der Neurone im Nucleus caudatus und Putamen).

Gendefekt auf Chromosom 4 und Neuronen-Verlust im Corpus striatum.

Kasuistik 12: Der 47-jährige berentete Feinmechaniker litt seit 10 Jahren unter distal betonten, rasch ablaufenden Hyperkinesen der Extremitäten. Auffällig war ein Grimassieren, ein Hervortreten der Zunge und Schmatzen. Eine Verständigung mit dem Patienten war kaum möglich, zumal er offenbar nur einzelne Worte verstand. Die Ehefrau berichtete, dass sowohl sein Vater als auch sein Großvater jeweils etwa 50-jährig an den Folgen einer Chorea-Krankheit gestorben seien. Unter der Behandlung mit Tiaprid und Sulpirid trat eine wesentliche Besserung der Bewegungsstörungen ein.

Video 24 ⊙

Diagnostik: Mit der Positronen-Emissionstomographie (PET) lässt sich schon im Frühstadium eine Störung des Glukosestoffwechsels im Striatum feststellen. Computer- und Kernspintomographisch fällt eine Atrophie des Nucleus caudatus mit Erweiterung der Vorderhörner der Seitenventrikel, verstrichener Ventrikeltaille und eine kortikale Atrophie auf. Zum Gentest s. u.

CCT- und MRT-Nachweis einer Erweiterung der Vorderhörner und Atrophie des Nucleus caudatus.

Therapie: Neben krankengymnastischen und logopädischen Übungen wird bei den choreatischen Syndromen Tiaprid oder Valproat verordnet. Auch der antidopaminerge Effekt der Neuroleptika kann genutzt werden. Man gibt zum Beispiel Haloperidol. Im Übrigen richtet sich die Therapie nach der Grundkrankheit. Die Nachkommen von Chorea-Huntington-Kranken sollten in jedem Fall genetisch beraten werden. Denn die Wahrscheinlichkeit, ebenfalls zu erkranken, beträgt 50%. Mittels direkter Genanalyse bzw. Gensondentechnik lassen sich die Merkmalsträger präsymptomatisch bestimmen.

Tiaprid, Valproat, auch Haloperidol

Genetische Bedeutung

Verlauf: Der Verlauf ist progredient über 10–20 Jahre. 15 Jahre nach Manifestation lebt nur noch etwa ⅓ der Patienten. Häufigste Todesursachen bei den marantischen Patienten sind Ateminsuffizienz und Pneumonie.

Progredienz über 10–20 Jahre. Tod an Marasmus und Pneumonie.

Kasuistik 13: Die 57-jährige Krankenschwester hatte wie die Mutter und drei ihrer Schwestern erstmals unter einer Bewegungsunruhe des Gesichts mit zunehmender Artikulationsstörung gelitten. Jetzt fielen Myoklonien der mimischen Muskulatur und neben einer Dysarthrophonie und unwillkürlicher Phonation arrhythmische Zungenbewegungen auf. Das Schlucken war erschwert. Die Hände wiesen „Klavierspielbewegungen" auf. Die Behandlung der choreatischen Hyperkinesen war zuletzt mit Tiaprid und Sulpirid erfolgt. Sulpirid wurde wegen Obstipation abgesetzt.

3.2 Symptomatische Chorea

Infektiös-immunologische oder metabolisch-toxische Ursachen, häufig auch unerwünschte Medikamentenwirkung. Video 25 ⊙

Ätiopathogenese: Neben infektiösen und immunologischen Erkrankungen kommt eine Reihe von metabolischen und toxischen Ursachen in Frage. Darüber hinaus sind es Neoplasmen, Schädelhirnverletzungen, Hirninfarkte (s.a. Video **25**) und Pharmaka (Neuroleptika, L-Dopa, Antikonvulsiva u.a., s. Kapitel 6), die choreatische Syndrome hervorrufen können. Das nachfolgende klinische Beispiel beschreibt eine vaskuläre Hemichorea.

Kasuistik 14: Die 85-jährige ehemalige Wirtin berichtete, dass sich der linke Arm seit 2 Wochen wie „von selbst" bewege. Seit 3 Tagen seien Zuckungen des linken Beins hinzugekommen. Der Tonus war links herabgesetzt. Das CCT ergab eine ausgeprägte globale Hirnatrophie, das MRT zusätzlich zahlreiche mikroangiopathische Läsionen in beiden Großhirnhemisphären und im Pons rechts. Unter der Behandlung mit Tiaprid bildete sich die Hemichorea allmählich zurück.

3.2.1 Chorea minor

Hyperkinetisch-hypotones Syndrom mit blitzartigen Hyperkinesen des Gesichts, der Hände und Füße, vorwiegend bei Jugendlichen. Das weibliche Geschlecht überwiegt.

Klinik: Von Thomas Sydenham (1686) erstmals beschriebenes hyperkinetisch-hypotones Syndrom mit unwillkürlichen blitzartigen Hyperkinesen der Gesichtsmuskulatur und der distalen Extremitätenabschnitte. In 25% der Fälle treten die Hyperkinesen einseitig auf. Anfangs gelingt es den meist jugendlichen Patienten, vorwiegend Mädchen, die Hyperkinesen in Willkürbewegungen einzubauen (Parakinesie): Die Zuckungen werden durch ein Lächeln oder durch tänzelnde Bewegungen kaschiert. In der Schule fallen die Kinder durch psychomotorische Unruhe und gestörte Aufmerksamkeit auf [45]. Zur Differenzialdiagnose s. Kapitel 7.

Streptokokken-Infektion, rheumatisches Fieber (Endokarditis oder Polyarthritis).

Ätiopathogenese: Die Chorea minor (infectiosa sive rheumatica) ist die Folgeerkrankung einer Infektion mit Beta-hämolysierenden Streptokokken der Gruppe A. Häufig geht dieser Chorea eine Angina tonsillaris voraus. Die Hyperkinesen manifestieren sich 1–6 Monate nach der Infektion oder noch Jahre nach der Erkrankung an einem rheumatischen Fieber (Endokarditis oder Polyarthritis). Pathogenetisch wird die Bildung kreuzreagierender Antikörper gegen neuronale Zellen und eine erhöhte Sensitivität für dopaminerge Stimulation im Striatum angenommen (sekundäre Immunpathogenese des rheumatischen Fiebers).

Erhöhter Antistreptolysin-O-Titer.

Diagnostik: Bei der körperlichen Untersuchung ist auf Herzgeräusche (Endokarditis) zu achten. Der Antistreptolysin-O-Titer ist erhöht, die BSG kann beschleunigt sein.

Hochdosierte Penicillin-G-Therapie und Rezidivprophylaxe mit niedrigdosiertem Penicillin.

Therapie: Bei Chorea minor (infectiosa) wird wie bei rheumatischem Fieber Penicillin G (5 Mio. IE/die) gegeben. Unbehandelt kommt es oft zu einem Rezidiv, das durch Penicillin-Prophylaxe in 90% der Fälle verhindert werden könnte. Über Jahre ist eine Rezidivprophylaxe mit Penicillin in niedriger Dosierung erforderlich.

Sofern keine rheumatische Reaktivierung vorliegt, ist bei dem Wiederauftreten der Chorea minor unter hormonellem oder medikamentösem Einfluss eine erneute Antibiotika-Therapie nicht notwendig. Dann genügt oft vorübergehend die Gabe von Diazepam.

Verlauf: Der Krankheitsverlauf erstreckt sich über Wochen bis Monate. Restsymptome sind psychomotorische Unruhe und Schulschwierigkeiten.

3.2.2 Chorea gravidarum

Klinik: In den ersten drei bis fünf Schwangerschaftsmonaten oder auch nach Einnahme von Ovulationshemmern kann es bei jungen Frauen zur Schwangerschafts-Chorea kommen. In der Regel geht den Hyperkinesen eine rheumatische Erkrankung bzw. eine Chorea minor Sydenham in der Kindheit voraus. Verantwortlich für das Auftreten der Chorea ist eine hormonell induzierte Sensitivitätssteigerung der striatalen Dopaminrezeptoren (vgl. Kapitel 3.2.1).

Sensitivitätssteigerung der striatalen Dopaminrezeptoren unter hormonellem Einfluss.

Diagnostik: Siehe Chorea minor Sydenham.

Verlauf: Die Hyperkinesen bilden sich spätestens post partum zurück.

3.2.3 Chorea bei systemischem Lupus erythematodes

Für das Auftreten einer Chorea minor bei systemischem Lupus erythematodes (SLE) wird ebenfalls eine pathologische Immunreaktion verantwortlich gemacht. Wie bei dem primären Antiphospholipid-Antikörpersyndrom können auch bei dem SLE entsprechende Antikörper vorkommen. Die partielle Thromboplastin-Zeit (PTT) ist verlängert.

Pathologische Immunreaktion, Nachweis von Antiphospholipid-Antikörpern.

Kasuistik 15: Bei der 15-jährigen Schülerin stellten sich während des Tanzens in einer Diskothek heftige Zuckungen des Gesichts, der Hände und Füße ein. In der neurologischen Ambulanz fielen dem diensthabenden Arzt rasch ablaufende choreatische Bewegungen der distalen Extremitätenabschnitte und grimassenartige Zuckungen des Gesichts, eine Dysarthrophonie und eine Dysdiadochokinese beiderseits auf. Die BSG war beschleunigt. Es fanden sich Antiphospholipid-Antikörper. Kernspintomographisch ließen sich 2 Defektareale im linken Marklager oberhalb der Ventrikeldachebene und eine querovale, teils eingeschmolzene liquordichte Läsion nachweisen. Diagnose: Chorea bei systemischem Lupus erythematodes. Zur Symptomatik s. a. Seite 5.

15-jährige Schülerin mit Zuckungen des Gesichts, der Hände und Füße (Chorea).

Video 26 – 28 ⦿

3.2.4 Andere choreatische Syndrome

Hereditäre Choreaformen: Neuroakanthose, benigne, nicht progressive Chorea, senile Chorea.

Klinik: Beobachtet man neben choreatischen Hyperkinesen des Gesichts auch Tics, Hohlfußbildung und Areflexie, sollte man an eine **Neuroakanthose** denken. Es handelt sich um eine hereditäre Chorea-Krankheit mit Vorkommen stacheliger Erythrozyten (Akanthozyten).

Bei der seltenen benignen, hereditären, nicht progressiven Chorea, die sich im Kindesalter manifestiert, kommt es nicht zu psychopathologischen Veränderungen. Auch die **senile Chorea** geht weder in eine Demenz noch in ein hypertones Syndrom über.

Pharmakogene Choreaformen unter Neuroleptika und L-Dopa.

Im Spätstadium der Chorea Huntington können differenzialdiagnostische Probleme hinsichtlich generalisierter tardiver (pharmakogener) Dyskinesien und Dystonien entstehen. Diese laufen im Gegensatz zu den unsystematisch einschießenden Hyperkinesen bei Chorea major nach einem stereotypen Bewegungsmuster ab. Richtungweisend ist die Familien- und Medikamentenanamnese. Fast alle Neuroleptika können **Früh- und Spätdyskinesien** hervorrufen. Auch unter der L-Dopa-Therapie des Morbus Parkinson treten nicht selten choreatische und choreoathetotische Hyperkinesen auf, die das Gesicht und/oder die Extremitäten erfassen (s. Kapitel 6).

4 Paroxysmale Hyperkinesen

Definition: Unter paroxysmalen Hyperkinesen sind extrapyramidale Anfälle wie die seltenen dystonen Choreoathetosen zu verstehen. Es gibt familiär disponierte und symptomatische extrapyramidale Anfälle. Die familiäre paroxysmale dystone Choreoathetose wird durch zahlreiche Stimuli ausgelöst, die kinesiogene Choreoathetose durch intendierte Bewegungen („seizures induced by movement") hervorgerufen. Daneben wird eine „paroxysmal exercise induced dystonia" beschrieben, die familiär oder sporadisch auftritt [49].

4.1 Paroxysmale dystone Choreoathetose

Klinik: Meist schon im Säuglingsalter mit unwillkürlicher Aufwärtsbewegung der gebeugten Arme und gespreizten Fingern einsetzende choreoathetotische Attacken. Rein choreatische Bewegungsmuster sind eher selten [6]. Oft sind auch Gesicht und Rumpf betroffen. Bei generalisierten Formen kann es zu Stürzen kommen [35, 37]. Die Anfälle dauern 5 Minuten bis mehrere Stunden und werden durch akustische Signale, Alkohol- oder Kaffeegenuss ausgelöst.

Auslösung durch akustische Signale, Alkohol- oder Kaffeegenuss.

Ätiopathogenese: Diese paroxysmalen Dyskinesien weisen in einigen Familien einen autosomal dominanten Erbgang auf [32]. Die Pathophysiologie ist ungeklärt. Man vermutet eine Dysfunktion der Stammganglien, insbesondere GABAerger und dopaminerger Projektionen, wahrscheinlich in der Substantia nigra und im Nucleus caeruleus. Neben den idiopathischen Formen findet man symptomatische paroxysmale Dyskinesien, so zum Beispiel bei entzündlichen Stammganglienläsionen (Enzephalitis), nach HIV-Infektion [46], bei multipler Sklerose, Hirnverletzungen und endokrinen Störungen [6].

Dysfunktion GABAerger und dopaminerger Projektionen in der Substantia nigra und im Nucleus caeruleus.

Therapie: Es gibt keine wirkungsvolle Behandlung. Auch die Antiepileptika-Therapie (s. u.) ist nicht aussichtsreich [32].

4.2 Paroxysmale kinesiogene Choreoathetose

Klinik: Im Schulalter beginnende, meist unilaterale dystone Krämpfe mit krallenartiger Handbeugung und Grimassieren für die Dauer von Sekunden bis 5 Minuten, in der Regel 30 – 60 Sekunden anhaltend [6]. Nacken und Rumpf können beteiligt sein. Die meisten Patienten berichten über eine Aura. Die Artikulation ist in 30% der Fälle beeinträchtigt. Man beobachtet dystone Krämpfe,

Die bewegungsinduzierten Anfälle können täglich 100-mal auftreten.

blitzartig einschießende choreatische Zuckungen bzw. choreoathetotische Drehbewegungen, seltener ballistische Jaktationen [32]. Die Anfälle können täglich 100-mal auftreten. Sie werden durch eine plötzliche Bewegung oder durch die Vorstellung einer solchen Bewegung ausgelöst („seizures induced by movement") [37].

Idiopathische und symptomatische Formen.

Ätiopathogenese: Neben idiopathischen Formen gibt es eine Reihe von Erkrankungen, die mit diesen paroxysmalen Dyskinesien einhergehen, zum Beispiel multiple Sklerose, Hypoparathyreoidismus, Hirntrauma, Hirninfarkt und HIV-Infektion [46].

Diagnostik: EEG, CCT und MRT sind bei den idiopathischen paroxysmalen Dyskinesien meist unauffällig. Strukturelle Läsionen finden sich nur bei den seltenen symptomatischen Formen, so zum Beispiel bei multipler Sklerose und AIDS [46].

Abgrenzung gegen frontale epileptische Anfälle und psychogene Anfälle.

Differenzialdiagnose: Extrapyramidale Anfälle können mit frontalen epileptischen Anfällen verwechselt werden, zumal die kinesiogene Form durch Antiepileptika günstig beeinflusst wird; sie weisen aber keine klonischen Symptome oder Vokalisationen, weder eine Blickdeviation noch einen Zungenbiss auf und laufen immer bei ungestörter Vigilanz ab. Auch das EEG ist normal. Die situativ ausgelösten choreoathetotischen Hyperkinesen erwecken zwar gelegentlich den Verdacht auf psychogene (dissoziative) Anfälle, da sie auch wie diese stundenlang anhalten können, lassen aber die für Konversionsstörungen typische Psychodynamik vermissen und weisen meist eine positive Familienanamnese auf.

Antiepileptika (Carbamazepin und Phenytoin).

Therapie: Einigen Patienten gelingt es, die Anfälle durch abrupte Beendigung einer Bewegung (Gegeninnervation) zu unterbrechen. Die kinesiogene Form spricht gut auf Antiepileptika (Carbamazepin und Phenytoin) an.

29-jähriger Mann mit anfallsartigen Hyperkinesen einer Körperhälfte, die z. B. auftreten, wenn er eine Frau zum Tanz auffordern will.

Kasuistik 16: Seit dem 5. Lebensjahr leidet der 29-jährige Patient – wie seine Mutter, ein Bruder und zwei seiner Söhne – unter paroxysmalen athetotischen Bewegungen der Extremitäten, des Gesichts und einer Torsion des Rumpfs. Die Hyperkinesen setzen stets entweder im linken oder rechten Fuß ein, breiten sich innerhalb von Sekunden über eine Körperhälfte aus und halten bis zu einer Minute an; sie wiederholen sich mehr als 10-mal am Tag und werden durch forcierte Bewegungen der Beine ausgelöst, zum Beispiel bei plötzlichem Aufstehen, wenn er im Wartezimmer aufgerufen wird oder sobald er ein Mädchen zum Tanz auffordern will. Das EEG zeigt eine paroxysmale Dysrhythmie, jedoch keine epileptischen Potenziale. Unter der Behandlung mit Phenytoin und Phenobarbital wird die Anfallsfrequenz geringer (nach Fuchs und Junkers).

5 Ballismus

Definition: Das ballistische Syndrom tritt plötzlich mit schleudernden Bewegungen (Jaktationen) meist einer Körperseite auf (Hemiballismus). Die heftigen unwillkürlichen Hyperkinesen setzen proximal ein und breiten sich nach distal aus. Ursachen sind meist herdförmige strukturelle Stammganglienläsionen (Nucleus subthalamicus).

Klinik: Typisch sind Rotationsbewegungen im Schultergelenk bei gleichzeitiger Ab- und Adduktion der Arms, so dass die Hand alternierend auf Brust und Rücken liegt. Gezielte Bewegungen sind kaum möglich. Die Hyperkinesen werden schon durch leichte akustische Stimuli oder affektive Stressoren ausgelöst und können zu Selbstverletzungen führen. Selten manifestiert sich der Ballismus bilateral als Bi- oder Paraballismus [72]. Die stereotypen, ausfahrenden Bewegungen werden durch die Hypotonie der übrigen Muskulatur begünstigt [58].

Auslösung durch akustische Stimuli oder affektive Stressoren, häufig einseitig (Hemiballismus).

Ätiopathogenese: Ursächlich kommen umschriebene Hirnschädigungen in Frage: **Hirnblutungen** und **-infarkte**, Angiome, Tumoren und Metastasen, seltener Enzephalitiden oder granulomatös-entzündliche Veränderungen (Tbc, Lues), die zu einer Schädigung im Bereich des Nucleus subthalamicus Luysi und seiner Verbindungen zum Pallidum und motorischen Kortex führen. Gelegentlich sind Hirnverletzungen, auch iatrogen durch **Stereotaxie** verursachte Läsionen in der thalamisch-subthalamischen Region für ein ballistisches Syndrom verantwortlich, ferner die Gabe von **Dopaminergika** (L-Dopa) und Antiepileptika (Phenytoin). Vgl. Kapitel 6.

Ursachen sind u. a. Schlaganfälle, Tumoren und stereotaktische Läsionen im Bereich des Nucleus subthalamicus.

Pharmakogen durch L-Dopa und Antiepileptika.

Diagnostik: Bei der neurologischen Untersuchung sind anfangs, abgesehen von einem kontralateralen zentralen Horner-Syndrom, keine wesentlichen Befunde zu erheben. Im Verlauf stellen sich Halbseitensymptome bis zur Hemiplegie ein.

Computer- und kernspintomographisch lassen sich kontralateral zum Hemiballismus herdförmige Veränderungen in den Stammganglien, insbesondere im Corpus Luysi (Nucleus subthalamicus) nachweisen.

Es können sich Halbseitensymptome bis zur Hemiplegie entwickeln.

Die Bildgebung zeigt kontralaterale Läsionen im Bereich der Stammganglien.

Differenzialdiagnose: Die ballistischen Jaktationen sind heftiger und ausfahrender als choreatische, choreo-athetotische, dystone Hyperkinesen oder epileptische Anfälle. Im Gegensatz zur Hemidystonie und Athetose, die sich distal manifestieren, beobachtet man bei Ballismus proximal einsetzende Hyperkinesen, die sich allmählich über Arme und Beine ausbreiten. Das Erscheinungsbild fokaler epileptischer Anfälle ist durch rhythmische Myoklonien und spezifische EEG-Potenziale gekennzeichnet.

Man gibt Neuroleptika oder Valproat.

Therapie: Unbehandelt würden die Patienten an Erschöpfung sterben. Pharmakotherapeutisch hat sich das Antiepileptikum Valproat nur im Einzelfall besser bewährt als eine Reihe von Neuroleptika, die in der Mehrzahl der Fälle erfolgreich sind (Tiaprid, Haloperidol, Pimozid und Chlorpromazin). Im Übrigen richtet sich die Therapie ebenso wie die Prognose nach der Grundkrankheit [58].

Verlauf: Im Verlauf entwickelt sich häufig eine Hemiparese, die die Hyperkinesen reduziert oder unterbindet. Eine vollständige Remission unter der Pharmakotherapie ist zu erwarten, ein Rezidiv aber ebenfalls nicht ungewöhnlich.

Kasuistik 17: Ein 26-jähriger Patient wurde mit Schleuderbewegungen der linken Körperhälfte, durch die er sich selbst verletzte, stationär aufgenommen. Der Liquor ergab eine lymphozytäre Pleozytose als Hinweis auf eine Enzephalitis. Nach Fieber-Abfall sistierte der Hemiballismus [45].

6 Pharmakogene Hyperkinesen

Definition: Bei den extrapyramidal-motorischen Symptomen (EPMS), die durch Medikamente hervorgerufen werden, handelt es sich hauptsächlich um dystone und choreatische Hyperkinesen, Parkinson-Syndrome und Akathisie. Von großer Bedeutung sind die pharmakogenen Dystonien und Dyskinesien (vor allem als Tortikollis und Opisthotonus, orobukkolinguale Stereotypien u. a.).

Häufig werden die Hyperkinesen durch Dopaminrezeptorblocker oder Dopaminergika hervorgerufen, vor allem unter der Neuroleptika-Therapie der Psychosen und der L-Dopa-Behandlung des M. Parkinson. Selten beobachtet man Dyskinesien unter Antiepileptika-Medikation.

6.1 Neuroleptikainduzierte Hyperkinesen

Überblick: Unter den Auslösern pharmakogener Hyperkinesen nehmen die Neuroleptika eine Sonderstellung ein. Denn einmal können fast alle Neuroleptika Dystonien und Dyskinesien hervorrufen, zum anderen induzieren diese Pharmaka nahezu das gesamte Spektrum der **extrapyramidal-motorischen Syndrome (EPMS)**:

Neuroleptika lösen das gesamte Spektrum der EPMS aus.

Angefangen von
- Tremor und
- orobukkolingualen Dyskinesien über eine
- zervikale Dystonie (Tortikollis) bis hin zu einer
- Rumpfdystonie (Opisthotonus), ferner
- Choreoathetosen der Extremitäten und
- Ballismus mit uni- oder bilateralen Jaktationen.

Daneben wird häufig eine Bewegungsunruhe mit der Unfähigkeit zu sitzen (Akathisie) beobachtet, die sich unter ansteigender Neuroleptika-Medikation verschlechtert (s. Kapitel 6.4).

Akathisie

Ätiopathogenese: Die Pathogenese der EPMS ist noch weitgehend ungeklärt. Man vermutet eine Zunahme des Verhältnisses der D1/D2-Rezeptorfunktionen oder eine Unterfunktion von GABAergen Projektionen. PET-Untersuchungen belegen, dass die neuroleptikainduzierten extrapyramidal-motorischen Symptome mit dem Grad der Dopamin 2-Rezeptor-Bindung korreliert [7, 31]. Erst nach einer Besetzung von mehr als 70% der D2-Rezeptoren in den Stammganglien treten EPMS auf.

EPMS treten auf, wenn mehr als 70% der D2-Rezeptoren in den Stammganglien besetzt sind.

6.1.1 Dystonie und Dyskinesie

Frühdystonien und Frühdyskinesien entwickeln sich in der ersten Behandlungwoche.

Die neuroleptikainduzierten Bewegungsstörungen manifestieren sich zum Teil als akute dystone Reaktion oder als choreatische und choreoathetotische „Frühdyskinesie". Hyperkinesen des Gesichts, der Hals-, Arm- oder Rumpfmuskeln entwickeln sich schon innerhalb der ersten Tage nach Behandlungsbeginn, 50% innerhalb von 48 Stunden und **90% im Zeitraum von fünf Tagen**. Kinder weisen die höchste Inzidenz an Frühdyskinesien auf und reagieren schon auf sehr niedrige Neuroleptika-Dosen mit schweren akuten dystonen Hyperkinesen [30, 31].

Spätdystonien und Spätdyskinesien manifestieren sich nach 3 Monaten und noch wesentlich später, auch nach Absetzen der Neuroleptika.

Die tardiven Dystonien oder tardiven Dyskinesien treten mit einer Latenz von **3–6**, meist aber von **24 Monaten** nach Beginn einer Neuroleptika-Dauertherapie oder erst nach Absetzen der Pharmaka auf („Absetzdyskinesien"). Orobukkolinguale Hyperkinesen sind häufig, ein tardiver Tremor und ein tardiver Ballismus sind relativ selten.

6.1.1.1 Akute Dystonie

Video 2 und 29 ⊙

Klinik: Das Auftreten einer akuten Dystonie, die sich innerhalb der ersten Stunden bis zu einer Woche nach der Behandlung mit einem Dopaminrezeptorblocker einstellt [7, 17], hängt von der neuroleptischen Dosis und vom Lebensalter ab. Junge männliche Patienten sind besonders anfällig für eine akute Dystonie. Bei Kindern beobachtet man häufiger eine generalisierte Dystonie.

Für akute dystone Reaktionen typisch sind ein **mobiler Schiefhals** (Torticollis spasmodicus), ein Überstreckung des Rumpfs (Opisthotonus, „Back arching") oder eine Schrägstellung des Rumpfs (Pisa-Syndrom [20]). Hinzu kommen Lidkrämpfe, die dem idiopathischen Blepharospasmus vergleichbar sind, okulogyre Krisen, d.h. tonische Blickdeviationen nach oben oder ein Kaumuskelkrampf mit Kiefersperre (Trismus, siehe Video **2**) mit der Gefahr der Kieferluxation, aber auch eine pharyngeale dystone Reaktion („Schlundkrampf") mit laryngealen Spasmen, die im Extremfall eine Tracheotomie erfordern können [17]. Ein ausgeprägtes Meige-Syndrom ist nicht selten (s. Kapitel 2). In anderen Fällen beobachtet man nur einen diskreten Ruhe-Tremor, der dem Parkinson-Tremor ähnlich, aber höherfrequent ist (vgl. Kapitel 1).

Video 2 ⊙

Die vermehrte Ausschüttung von Acetylcholin führt zum Überwiegen des cholinergen Systems.

Ätiopathogenese: Bei akuter dystoner Reaktion werden die striatalen Dopaminrezeptoren blockiert. Dadurch wird das Zusammenspiel der Projektionen zum Thalamus und Kortex gestört. Die vermehrte Ausschüttung von Acetylcholin führt zum Überwiegen des cholinergen Systems. Daraus erklärt sich wahrscheinlich das gute Ansprechen auf Anticholinergika [17]. Zu den häufigsten Neuroleptika, die Hyperkinesen induzieren, s. Tab. **8**.

Generika	Handelsnamen ®	EPMS
Amisulprid	Solian	(+) at
Benperidol	Glianimon	+++
Bromperidol	Imopren, Tesoprel	+
Chlorproxithen	Truxal	(+)
Clopenthixol	Ciatyl	+
Chlorpromazin	Propaphenin	++
Clozapin	Leponex	(+) at
Flupentixol (Decanoat)	Fluanxol (Depot)	++
Fluphenazin (Decanoat)	Dapotum (D) Lyogen (Depot)	++
Fluspirilen	Imap	++
Haloperidol (Decanoat)	Haldol (decanoat)	+++
Levopromazin	Neurocil, Tisercin	(+)
Melperon	Eunerpan	+
Olanzapin	Zyprexa	(+) at
Perazin	Taxilan	+
Perphenazin	Decentan	++
Pimozid	Antalon, Orap	++
Pipamperon	Dipiperon	+
Promazin	Protactyl	(+)
Promethazin	Atosil, Eusedon, Prothazin	(+)
Prothipendyl	Dominal	–
Risperidon	Risperdal	+ at
Sertindol	Serdolect	(+) at
Sulpirid	Dogmatil, Meresa, Neogamma	(+) at
Thioridazin	Melleril	+
Trifluoperazin	Jatroneural	++
Triflupromazin	Psyquil	+
Zotepin	Nipolept	+ at

Tab. **8** Extrapyramidal-motorische Symptome (EPMS) klassischer und atypischer (at) Neuroleptika.

Therapie: Fast immer gelingt es, eine akute dystone Reaktion mit einer langsamen i.v. Injektion von 2,5 – 5 mg Biperiden zu unterbrechen. Eine sofortige, wenngleich langsame, i.v. Injektion von Biperiden ist auch bei laryngealer und pharyngealer Dystonie notwendig. Bei Kindern sind niedrige Dosen einzusetzen.

Injektion von 2,5 – 5 mg Biperiden.

! Eine i.v. Injektion von 2,5 – 5 mg Biperiden kann die akute dystone Reaktion unterbinden.

Kasuistik 18: Die 14-jährige Schülerin wurde zur Abklärung eines erstmals aufgetretenen Anfalls stationär aufgenommen. Im Anschluss an die Einnahme eines ihr unbekannten Medikaments (Metoclopramid) seien Schluckstörungen und ein Zungenkrampf aufgetreten. Während der neurologischen Untersuchung stellten sich mehrfach Kopfdrehungen nach rechts ein. Der Schiefhals (Torticollis spasmodicus) sistierte, sobald sie mit dem linken Zeigefinger die linke Wange berührte (geste antagonistique). Nach langsamer Injektion einer halben Ampulle Biperiden (2,5 mg) klangen die Hyperkinesen vollständig ab (Abb. **7 a – d**).

Akute dystone Reaktion mit Torticollis spasmodicus.

Video 29 ⊙

a

b

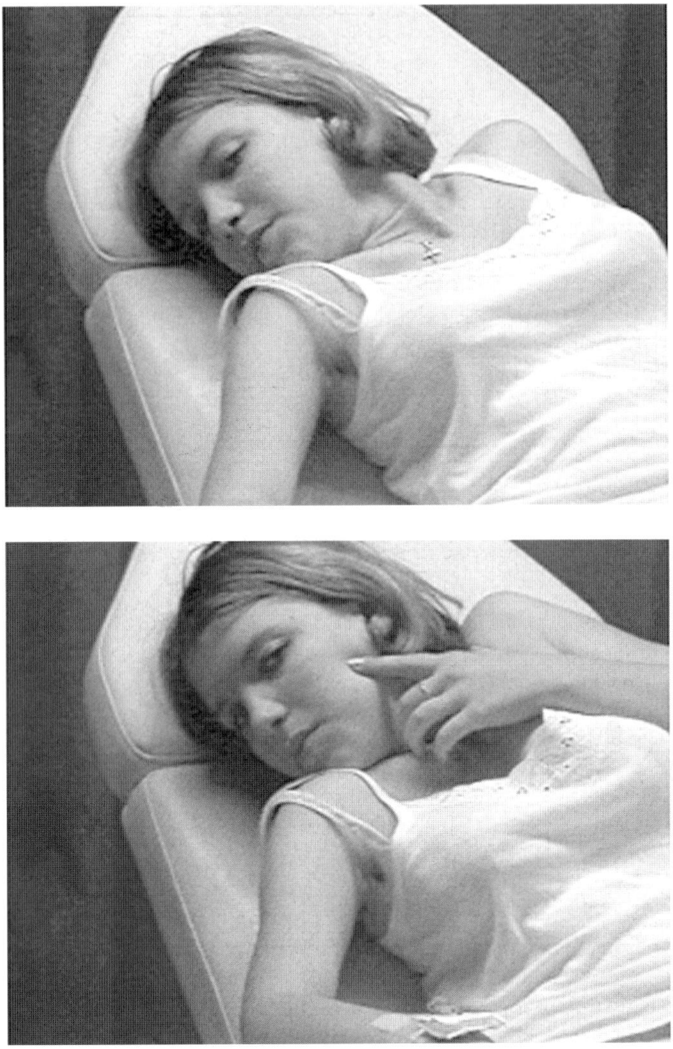

Abb. **7 a, b**

c

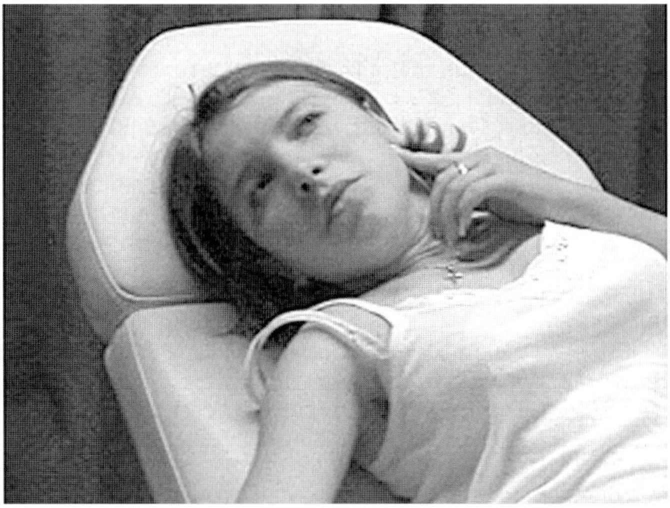

d

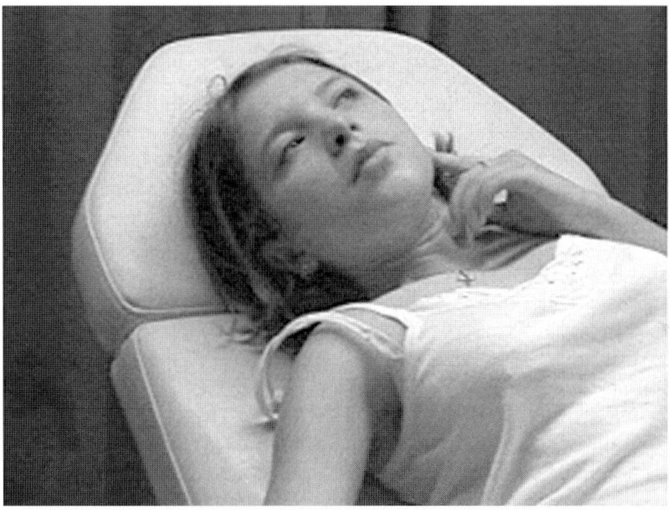

Abb. **7 c, d**

Abb. **7 a – d** **Torticollis spasmodicus.** Akute dystone Reaktion mit unwillkürlicher Drehung und Neigung des Kopfes nach rechts. Der linke M. sternocleidomastoideus tritt deutlich hervor (**a**). Nach Anlegen des Zeigefingers an die linke Wange („geste antagonistique“) dreht der Kopf zurück (**b, c** und **d**).

6.1.1.2 Frühdyskinesie

Dyskinesien werden wegen ihrer Gleichförmigkeit auch als Stereotypien bezeichnet.

Klinik: Wegen der Gleichförmigkeit der Dyskinesien spricht man auch von Stereotypien. Zum Beispiel werden die klassischen pharmakogenen Gesichts- und Zungenkrämpfe als **orobukkolinguale Stereotypien** bezeichnet [58]. Charakteristisch sind Protrusionen der Zunge bei Dysarthrie und Dysphagie, Hypersalivation und respiratorischer Stridor. Es können aber auch die Extremitäten und der Rumpf befallen sein.

Neuroleptikainduzierte Hyperkinesen durch D2-Rezeptorblockade im Striatum.

Ätiopathogenese: Zur Pathophysiologie der neuroleptikainduzierten Hyperkinesen siehe auch Kapitel 6.1 und 6.1.1.4. Die antipsychotische Wirkung der Neuroleptika beruht auf einer spezifischen Dopaminrezeptor-Blockade, in erster Linie der D2-Rezeptoren im Limbischen System. Da die klassischen Neuroleptika gleichzeitig auch die D2-Rezeptoren im Striatum antagonisieren, entstehen extrapyramidale Hyperkinesen. Bei akuter Neuroleptika-Gabe löst die Blockade der präsynaptischen Dopaminrezeptoren eine vermehrte Dopaminsynthese aus. Auch aufgrund der Blockade von postsynaptischen Dopaminrezeptoren wird vermehrt Dopamin in den synaptischen Spalt freigesetzt. Dadurch erfolgt eine derart intensive Hemmung cholinerger Neurone, dass kaum noch Acetylcholin freigesetzt wird. Infolge einer raschen Gegenregulation kommt es zu cholinerger Hyperaktivität, die die Symptome der Frühdyskinesien auslöst. Daher überrascht es nicht, dass diese Hyperkinesen prompt durch Anticholinergika wie Biperiden kupiert werden [57].

Frühdyskinesien sind mit einem 25%-Anteil die häufigsten Hyperkinesen nach Gabe von Haloperidol.

Das am häufigsten in psychiatrischen Universitätskliniken verordnete Neuroleptikum Haloperidol (50% der Verordnungen), ruft extrapyramidale Hyperkinesen in mehr als 50% dieser Fälle hervor, darunter sind Frühdyskinesien mit fast 25% wesentlich häufiger als eine Akathisie (ca. 17%) [29].

Anticholinergika werden nur vorübergehend und nicht prophylaktisch verordnet.

Therapie: Die Gabe eines oralen Anticholinergikums sollte nur vorübergehend und nicht prophylaktisch erfolgen. Im Übrigen werden die Neuroleptika reduziert bzw. abgesetzt und bei entsprechender Indikation gegen ein atypisches Neuroleptikum (Amisulprid, Clozapin, Olanzapin, Risperidon) ausgetauscht.

! Metoclopramid, früher als Neuroleptikum, heute als Antiemetikum bei Migräne und bei Magen-Darm-Erkrankungen verordnet, verursacht häufig akute extrapyramidale Hyperkinesen.

6.1.1.3 Tardive Dystonie

Klinik: Tardive dystone Bewegungsstörungen mit anhaltenden Kontraktionen der Halsmuskeln, des Gesichts (Tortikollis, Blepharospasmus und oromandibulare Dystonie), der Extremitäten und des Rumpfs, sind seltener als tardive Dyskinesien [4, 60, 66]; sie kommen – ebenso wie die akuten dystonen Reaktionen, aber im Gegensatz zu den choreatischen Dyskinesien – häufiger bei jüngeren Männern vor. Das mittlere Manifestationsalter liegt bei 38 Jahren. Mehr als 80% sind zu Beginn fokal (kraniozervikale Dystonie). Je höher das Manifestationsalter ist, desto eher steigen die Hyperkinesen von einer unteren Extremität zum Gesicht auf [36].

Selten sind tardive kraniozervikale Dystonien.

Video 30 ⊙

Ätiopathogenese: Besonders hochdosierte Phenothiazine wie Trifluperazin, Fluphenazin, Flupentixol und Chlorpromazin oder das Butyrophenon Haloperidol, auch Thioridazin (vgl. Tab. **8**) und der Dopaminantagonist Metoclopramid rufen tardive Dystonien hervor [36]. Zur Pathogenese s. auch Kapitel 6.1.1.4.

Therapie: Bei tardiver Dystonie können sich unter der Behandlung mit einem Neuroleptikum zusätzlich oder alternativ choreatische Dyskinesien und ein Parkinson-Syndrom entwickeln. Deshalb empfehlen sich atypische Neuroleptika wie Amisulprid, Clozapin, Olanzapin, Risperidon oder auch Sulpirid. Hochdosierte Anticholinergika wie zum Beispiel Trihexyphenidyl helfen nur vorübergehend. Diazepam ist meist wirkungslos.

Atypische Neuroleptika

Verlauf: Die meisten tardiven dystonen Syndrome tendieren zur Generalisierung im Verlauf von Monaten und Jahren [36]. Weniger als 15% der tardiven Dystonien werden pharmakotherapeutisch gebessert und sind bei Patienten, die mehr als 10 Jahre neuroleptisch behandelt wurden, irreversibel.

Ungünstige Prognose

Kasuistik 19: Die 55-jährige Patientin wurde wegen „psychogener" Anfälle bei chronischer Schizophrenie stationär aufgenommen. Über Jahre war eine Therapie mit Fluphenazin-Decanoat erfolgt. Jetzt schaue sie mehrfach täglich plötzlich nach oben, falte die Hände, schwitze stark, atme und spreche kaum. Im Gangbild fiel eine axiale Dystonie mit Rumpfneigung nach rechts auf (Pisa-Syndrom). Ein Anfall wurde videografisch dokumentiert: Bei ausgeprägtem Retrokollis und leichtem Opisthotonus fiel eine äußerst überanstrengte Atmung bei aufgeblähter Halsregion auf. Der exspiratorische Stridor war von lautem Stöhnen begleitet. Unter der langsamen i.v. Injektion von Biperiden klangen die Hyperkinesen ab. Das Neuroleptikum wurde vorsichtig reduziert, ohne dass psychotische Symptome auftraten.

Tardive laryngeale Dystonie

Video 31 ⊙

6.1.1.4 Tardive Dyskinesie

Jeder 4. – 5. Patient muss unter neuroleptischer Langzeittherapie mit Spätdyskinesien rechnen.

Video 32 und 33 ⊙

Klinik: Die Häufigkeit der Spätdyskinesien unter neuroleptischer Langzeitmedikation liegt bei 20 – 25% und ist direkt proportional zur Behandlungsdauer [48]. Die choreatischen und choreoathetotischen Spätdyskinesien manifestieren sich in der 4. – 5. Lebensdekade vorwiegend bei Frauen. Das Risiko, eine tardive Dyskinesie zu bekommen, ist für Patienten, die ab der 5. Dekade erstmalig mit Neuroleptika behandelt werden, 3 – 5-mal höher für jüngere Patienten, auch wenn niedrige Dosierungen gewählt wurden [48]. Charakteristisch sind orobukkolinguale Stereotypien mit Saug-, **Kau-** und **Zungenbewegungen** („fly catcher's tongue"), aber auch repetitive Bewegungsmuster an Rumpf und **Extremitäten**. Alternierende Flexions-Extensions-Bewegungen der Finger („Klavierspielen in der Luft") und eine Beckendyskinesie sind ebenfalls häufig zu beobachten [17,65] (Abb. **8 a** u. **b**). Zum „Rabbit-Syndrom", einem perioralen **Ruhe-Tremor**, s. Video **33** und **34**.

Neuroleptikainduzierte Blockade von D2-Rezeptoren im Striatum mit reflektorisch verstärkter Stimulation der postsynaptischen D1-Rezeptoren.

Ätiopathogenese: Eine anhaltende Blockade von D2-Rezeptoren durch Neuroleptika führt gegenregulatorisch zu vermehrter Synthese und Freisetzung von Dopamin, das auf supersensitive postsynaptische Dopamin-D2-Rezeptoren im Striatum einwirkt. Reflektorisch kommt es zu einer verstärkten Stimulation der postsynaptischen D1-Rezeptoren. Auf die unblockierten D1-Rezeptoren wirkt überaktives Dopamin ein, so dass tardive Dyskinesien entstehen. Vermehrtes Dopamin hemmt zudem die Freisetzung von Azetylcholin. Daraus erklärt sich auch, dass Anticholinergika bei tardiven Dyskinesien nicht wirken bzw. die Symptomatik verstärken können [57].

Verlust der GABAergen Hemmung auf den Thalamus.

Wahrscheinlich handelt es sich nicht allein um eine Überempfindlichkeit von Dopaminrezeptoren, sondern um eine Unteraktivität der Projektionen vom Nucleus subthalamicus zum Pallidum und zur Substantia nigra. Der dadurch bewirkte Verlust GABAerger Hemmung auf den Thalamus bewirkt eine Enthemmung der ventralen Thalamuskerne (Nucleii ventralis anterior und ventralis lateralis) und damit die Fazilitierung frontaler motorischer und prämotorischer Kortexregionen [17].

Man gibt atypische Neuroleptika.

Therapie: Das Neuroleptikum wird ganz allmählich reduziert, um eine sonst zu erwartende Zunahme der Dyskinesien bzw. „Absetzdyskinesien" (s. o.), aber auch um ein Rezidiv der Grundkrankheit (Psychose) zu vermeiden. Bei der Umstellung auf ein anderes, atypisches Neuroleptikum empfiehlt sich eine möglichst niedrige Dosierung. Eine neuroleptische Therapie der Spätdyskinesien ist zwar rasch erfolgreich, aber oft nur vorübergehend wirksam. Das substituierte Benzamid-Derivat Tiaprid, das spezifisch D2-Rezeptoren im Striatum blockiert, kann auch als nebenwirkungsarmes Therapeutikum der Spätdyskinesien eingesetzt werden [5]. Hochdosierte Anticholinergika wie zum Beispiel Trihexyphenidyl helfen gelegentlich bei tardiver Dystonie, nicht jedoch bei den choreatischen Spätdyskinesien, die durch Gabe von Anticholinergika sogar deutlich verschlimmert werden können [57]. Vitamin E

Tiaprid

Vitamin E

a

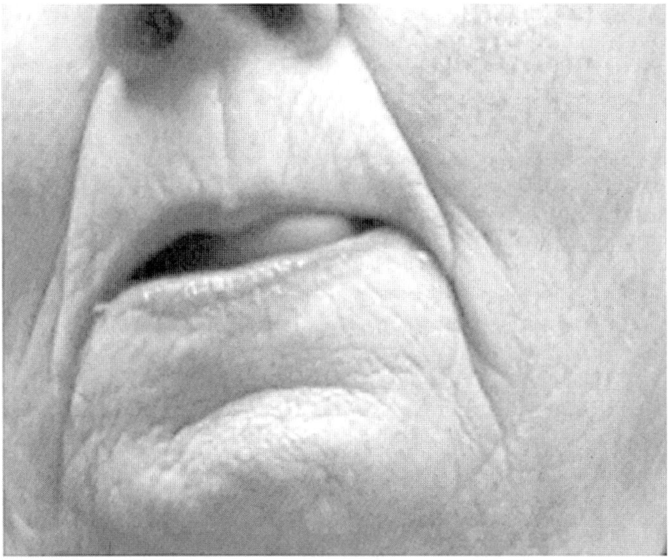

b

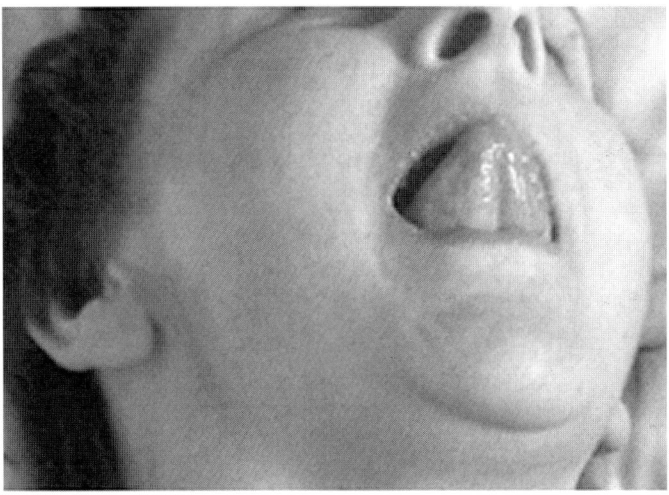

Abb. **8 a, b Linguale Spätdyskinesie.** Diskrete Bewegungsunruhe der Zunge unter einer länger als 6 Monate anhaltenden Neuroleptika-Therapie (**a**). Heftige choreatische Hyperkinesen der Zunge als Ausdruck einer therapieresistenten tardiven Dyskinesie nach Absetzen einer Neuroleptika-Langzeittherapie (**b**).

(alpha-Tocopherol) kann Spätdyskinesien, vor allem einen tardiven Tremor, unterbinden. Die bei fokalen und segmentalen Dystonien effektive Botulinumtoxin-Therapie ist bei den multifokalen und generalisierten Dyskinesien nicht indiziert.

Verlauf: Selbst nach kurzdauernder Behandlung mit niedrig dosierten konventionellen Neuroleptika ist das Risiko tardiver Dyskinesien für ältere Patienten hoch [7, 34]. 5 – 10% der tardiven Dyskinesien sind schwere Verläufe, etwa 50% sind reversibel.

76-jährige Patientin mit tardiver Dyskinesie und Parkinson-Rigor nach 2-jähriger Neuroleptika-Therapie mit dem „Wochentranquilizer“ Fluspirilen.

Kasuistik 20: Eine 76-jährige Hausfrau hatte wegen Insomnie von ihrem Hausarzt 25 Jahre lang Tranquilizer und seit 2 Jahren wöchentliche Fluspirilen-Injektionen bekommen. Als sich Dyskinesien der Zunge bei zunehmender Steifigkeit der Gliedmaßen und eine Retropulsionstendenz mit häufigen Stürzen einstellten, erfolgte die stationäre Umstellung der Medikation auf ein trizyklisches Antidepressivum. Innerhalb von 4 Wochen besserten sich Schlafstörung, Rigor, Fallneigung und Dyskinesien.

6.2 L-Dopa-induzierte Hyperkinesen

Nach 3 – 5-jähriger L-Dopa-Behandlung bei 80 – 90% der Parkinson-Patienten.

Video 34 – 37 ⊙

Überblick: Unter der L-Dopa-Langzeittherapie des M. Parkinson treten regelmäßig Fluktuationen der Beweglichkeit mit Dyskinesien auf. Während dystone Hyperkinesen selten bei unbehandelter oder beginnender Parkinson-Krankheit vorkommen, sind sie im Verlauf der Erkrankung häufig. Nach 3 – 5-jähriger Behandlung werden die Hyperkinesen bei 80 – 90% der Parkinson-Patienten beobachtet [25, 62].

48-jährige Parkinson-Patientin mit Dyskinesien des Rumpfs und der Extremitäten.

Kasuistik 21: Die 48-jährige Patientin litt seit drei Jahren unter einer langsam fortschreitenden Parkinson-Krankheit mit Hypomimie, rechtsbetontem Ruhe-Tremor und kleinschrittig-propulsivem Gang. Während physiologische Mitbewegungen beim Gehen fehlten, stellten sich unter ansteigender L-Dopa-Therapie Dyskinesien des Rumpfs und der Beine ein. Nach Reduktion der Medikation traten die Dyskinesien seltener auf.

On-Phasen
Off-Phasen
Rapid oscillations

Klinik: Schwankungen der Beweglichkeit (Fluktuationen) mit sogenannten On-Off-Phasen kennzeichnen den Verlauf der L-Dopa-Langzeittherapie. Abhängig von der L-Dopa-Einzeldosis beobachtet man Phasen guter Beweglichkeit (On-Phasen), die mit Phasen reduzierter oder fehlender Beweglichkeit (Off-Phasen) alternieren. Rasche Wirkungsoszillation („rapid oscillations“) unter der L-Dopa-Therapie werden als „Yo-yoing“ bezeichnet. Mit dem Beginn der Fluktuationen manifestieren sich auch die L-Dopa-induzierten choreatischen Dyskinesien in der On-Phase. Die von der Parkinson-Symptomatik am stärksten betroffenen Körperregionen werden auch zuerst von den pharmakogenen Hyperkinesen befallen. Typisch ist eine schmerzhafte **Fußdystonie** nach dem Absinken des L-Dopa-Spiegels nachts oder am Morgen („off-period dystonia“ oder „early morning dystonia“).

Early morning dystonia

Peak-dose-Dyskinesien

In den ersten Jahren der L-Dopa-Behandlung manifestieren sich bei hoher Einzeldosis sogenannte **peak-dose-Dyskinesien.** Man spricht im Einzelnen auch von „peak-dose-Chorea", „peak-dose-Dysphonie" und „peak-dose-Dysphagie". Im weiteren Verlauf können diese L-Dopa-induzierten Dyskinesien (LID) stundenlang während der „On-Phasen" anhalten. Im Gegensatz zu den fixierten Fehlstellungen bei „Off-period-Dystonien" beobachtet man nun mobile Hyperkinesen [38]. Der in den „Off-Phasen" rigide Muskeltonus ist in der „On-Phase" der Überschussbewegungen herabgesetzt.

Video 35 und 36 ⊙

Neben einem dystonen Blepharospasmus und orofazialen Dyskinesien kommen choreatische und dystone bzw. choreoathetotische Hyperkinesen des Rumpfs und der Extremitäten vor.

Biphasische Dyskinesien

Unter **biphasischen Dyskinesien** sind Bewegungsstörungen zu verstehen, die sowohl zu Beginn als auch beim Abfall der L-Dopa-Wirkung auftreten („diphasic mobile dystonia"): Neben langsam ablaufenden (dystonen) Krämpfen setzen heftigste, blitzartige und vertrakt schraubende (choreoathetotische) oder auch – selten – schleudernde (ballistische) Hyperkinesen ein (s. Kapitel 5). Arti-

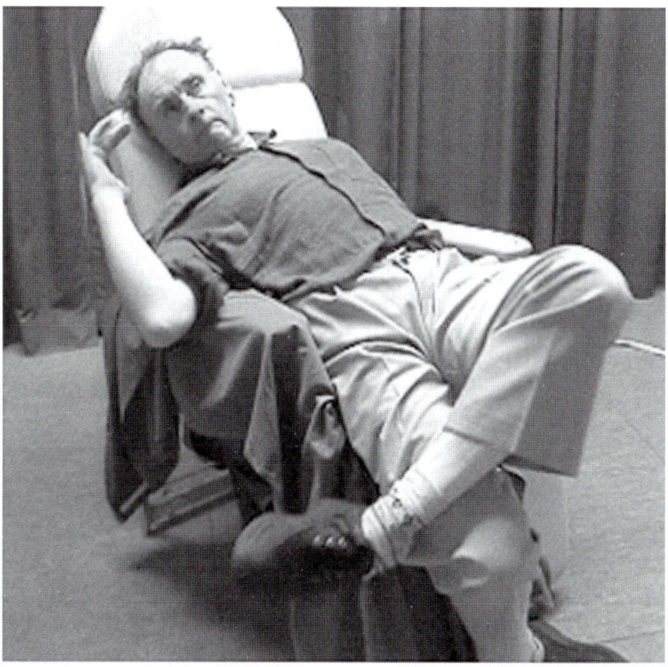

Abb. **9** **Choreoathetose.** L-Dopa-induzierte ausfahrende Hyperkinesen, die sich über Extremitäten, Rumpf und Gesicht ausbreiten (Video 36 ⊙).

kulation und Phonation sind im Sinne einer extrapyramidalen Dysarthrophonie beeinträchtigt.

60-jähriger Parkinson-Patient mit L-Dopa-induzierten choreoathetotischen Dyskinesien.

Video 36 ⊙

Kasuistik 22: Der 60-jährige Parkinson-Patient litt seit 10 Jahren unter zunehmendem Tremor und Rigor bei hypokinetischer Starthemmung. Als er die verordnete L-Dopa-Dosis um das 3fache bis auf 1500 mg/d gesteigert hatte, entwickelte er neben einem Eifersuchtswahn das Bild einer dystonen Choreoathetose, die sich bis zu ballistischen Jaktationen steigerte. Während Tremor, Hypokinese und Rigor abklangen, setzten ausfahrende Hyperkinesen der Extremitäten und bizarre Grimassen ein. Die Zuckungen griffen von beiden Händen bis auf die Oberarme über, erfassten aber auch die Rumpfmuskulatur, so dass der Patient zu fallen drohte. Ständig versuchte er, in sitzender Stellung die Arme zu verschränken und die Beine übereinander zu schlagen. Die Extremitäten wurden jedoch blitzartig aus diesen Stellungen herausgerissen. Erst als die L-Dopa-Dosis reduziert wurde, sistierten die komplexen Hyperkinesen vorübergehend. Wegen einer schmerzhaften End-of-Dose-Dystonie erhöhte der Patient erneut die L-Dopa-Dosis, so dass die Hyperkinesen umso stärker wiederkehrten (Abb. **9**).

Dopamin-Agonisten in Monotherapie verzögern das Auftreten der Dyskinesien.

Baclofen, Amantadin, Budipin

Hochfrequenz-Stimulation

Therapie: Bei peak-dose-Dyskinesien empfiehlt sich neben einer Reduktion der L-Dopa-Dosis eine tageszeitliche Verteilung der Einzeldosen, ferner die Zugabe eines Dopamin-Agonisten und der Einsatz von L-Dopa-Retard-Präparaten. Zur Linderung biphasischer Dyskinesien sollte eine leichte Erhöhung der L-Dopa-Dosis bei Verkürzung der Dosis-Intervalle, die Kombination mit einem Agonisten und Gabe eines L-Dopa-Retard-Präparates erwogen werden [62]. Oft hilft auch Amantadin oder Baclofen. Neuerdings wird Budipin erfolgreich angewandt [64]. Bei schmerzhaften dystonen Krämpfen sind Botulinumtoxin- oder Apomorphin-Injektionen indiziert. Die bilaterale Hochfrequenz-Stimulation des Nucleus subthalamicus kann in 30–50% der Fälle eine Reduktion der Dyskinesien herbeiführen [38].

Dopamin-Agonisten in Monotherapie verzögern das Auftreten der Dyskinesien. Je jünger ein Parkinson-Patient ist, desto weniger und später sollte L-Dopa eingesetzt werden [52].

78-jährige Parkinson-Patientin mit lingualer Dyskinesie.

Video 37 ⊙

Kasuistik 23: Die 78-jährige Patientin klagte über unwillkürliche Zungenbewegungen und vermehrten Speichelfluss. Seit Jahren wurde sie wegen eines Parkinson-Syndroms mit L-Dopa und Anticholinergika behandelt. Bei der neurologischen Untersuchung fielen ein Tremor manus, ein rechtsbetontes Zahnradphänomen der Arme und eine Bradydiadochokinese beiderseits auf. Neben einer Mikrophonie standen orale Dyskinesien mit Rollbewegungen und Hervortreten der Zunge im Vordergrund. Die L-Dopa-Dosis wurde reduziert und durch Bromocriptin ergänzt. Nach Aufdosierung von Tiaprid trat eine deutliche Besserung der Symptomatik ein. Die Patientin konnte zuletzt recht gut gehen. Nur noch im Bereich der Füße persistierten leichte choreoathetotische Dyskinesien.

6.3 Andere pharmakogene Dyskinesien

Zu den Dopamin-Rezeptorblockern zählen nicht nur die Neuroleptika (Kapitel 6.1) sondern auch

Antiemetika, Antivertiginosa und Anticholinergika können Dyskinesien hervorrufen.

- **Antiemetika** und
- **Antivertiginosa**.

Den Patienten ist nicht bewusst, dass es sich bei diesen Pharmaka, wie zum Beispiel Metoclopramid, eigentlich um Neuroleptika handelt, die heute nicht mehr als Antipsychotika, sondern als Mittel mit einem breiten Indikationsspektrum eingesetzt werden (Migräne, Nausea, Vomitus, Gastritis, Gastroenteritis, Vertigo, „zerebrale Durchblutungsstörungen", Reisekrankheit usw.).

Anticholinergika können in der Behandlung akuter dystoner Syndrome sehr nützlich sein, ihrerseits aber auch choreatische Hyperkinesen provozieren und L-Dopa- oder neuroleptikainduzierte Dyskinesien wesentlich verschlechtern. Ein abruptes Absetzen aus dem Hochdosisbereich ist in jedem Fall zu vermeiden, da es zu einer Verstärkung der Dystonie und einem psychoorganischen Syndrom kommen kann [17].

Antiepileptika wie
- Phenytoin,
- Carbamazepin,
- Ethosuxemid und
- Phenobarbital

Antiepileptika

lösen selten Dyskinesien aus. Diese pharmakogenen Hyperkinesen kommen in der Regel bei vorbestehenden strukturellen Läsionen des Gehirns vor. Die Ursachen sind ungeklärt. Phenytoin scheint antidopaminerg, Carbamazepin dopaminerg zu wirken [17].

Psychostimulanzien

Psychostimulanzien wie Methylphenidat und Pimolin, die bei hyperkinetischem Syndrom (HKS) eingesetzt werden (s. Kapitel 7), können Tics und Tourette-Störungen hervorrufen bzw. verstärken (s. Kapitel 8). Die Stimulanzien führen u. a. zu einer Dopaminanreicherung an den Synapsen [17].

Antidepressiva

Antidepressiva (Amitriptylin, Doxepin, Trazodon) sind nur sehr selten für akute dystone und choreatische Hyperkinesen verantwortlich, häufiger sind es Serotoninwiederaufnahmehemmer (Paroxetin und Fluoxetin). Paroxetin ruft gelegentlich eine Akathisie oder eine okulogyre Krise (s. Abb. **5**, S. 22) hervor, Fluoxetin auch tardive Hyperkinesen und Absetzdyskinesien. Pathogenetisch wird eine Hemmung des dopaminergen Systems durch serotonerge dorsale Rapheneurone angenommen [17]. Siehe auch Kapitel 1 (pharmakogener Parkinson-Tremor) und Kapitel 6.4 (Ätiopathogenese der Akathisie).

Siehe auch „Pharmakogener Parkinson-Tremor" (Kapitel 1), „Akathisie" (Kapitel 6.4) und „okulogyre Krise (Abb. 5, S. 22).

Anticholinergika können in der Behandlung akuter dystoner Syndrome nützlich sein, ihrerseits aber auch choreatische Hyperkinesen provozieren und pharmakogene Dyskinesien verschlechtern.

Im Gegensatz zu den idiopathischen Dystonien und Chorea-Krankheiten sind pharmakogene Hyperkinesen durch ein stereotypes Bewegungsmuster charakterisiert.

Differenzialdiagnose: Pharmakogene Dystonien sind im Gegensatz zu den übrigen fokalen, segmentalen oder generalisierten Dystonien häufig von choreatischen Dyskinesien gefolgt oder begleitet. Vergleicht man idiopathische und tardive oromandibulare Dystonien, so findet man nur bei den tardiven Formen gleichzeitig Hyperkinesen der Glieder und eine Akathisie [66]. Man muss jedoch auch bedenken, dass die Hyperkinesen im Verlauf einer Chorea-Huntington in ein dystones Bewegungsmuster übergehen. Deshalb können Verwechslungen mit anderen dystonen und choreatischen bzw. choreoathetotischen Syndromen vorkommen. Die pharmakogenen Dyskinesien laufen allerdings im Vergleich mit den irregulären und unsystematischen Hyperkinesen bei Chorea Huntington und Chorea Sydenham nach einem eher stereotypen Bewegungsmuster ab. Zu Dyskinesien bei AIDS s. Video **38**.

Video 38 ⊙

Differenzialdiagnostisch ist auch an epileptische und psychogene Anfälle zu denken.

Die pharmakogenen Hyperkinesen müssen von **epileptischen** und **psychogenen Anfällen** abgegrenzt werden. Einfache fokale (partielle) epileptische Anfälle, die wie die paroxysmalen oder stereotypen Hyperkinesen bei ungestörter Vigilanz ablaufen, sind durch rhythmische Myoklonien und spezifische EEG-Potenziale charakterisiert. Komplexe partielle Anfälle mit oralen Automatismen erinnern zwar manchmal an orofaziale Dyskinesien, sind aber von einer Bewusstseinsstörung begleitet. Pharmakogene Dyskinesien können – wie zum Beispiel auch die familiäre paroxysmale Choreoathetose – mit einer **Frontallappen-Epilepsie** verwechselt werden (s. Kapitel 4), besonders wenn der Patient sedierende Psychopharmaka einnimmt. Daher ist in jedem Fall eine Video-Elektroenzephalografie und eine gezielte Medikamenten-Anamnese notwendig.

Video 39 ⊙ Schaukel-Stereotypie

Video 40 ⊙ Pendelbewegungen

Video 41 ⊙ Bizarrerie

Schaukel-Stereotypien und axiale **Pendelbewegungen** bei hospitalisierten Patienten entstehen und persistieren unabhängig von der Medikamenteneinnahme. Die bei schizophren Kranken auftretenden Stereotypien, sogenannte **Bizarrerien,** sind von den neuroleptikainduzierten Dyskinesien abzugrenzen. Die zum Teil sehr rasch und ständig wiederholt ablaufenden, sinnlos anmutenden Dreh- oder Zick-Zack-Bewegungen der Hände und Arme sind kaum mit repetitiven choreoathetotischen Dyskinesien oder einer distalen Dystonie (Athetose) zu verwechseln.

Video 10, 30 und 42, 43 ⊙ mit Opisthotonus Spätdystonie „Arc de cercle“

Die Differenzialdiagnose zu den somatoformen und dissoziativen Störungen wird dadurch erschwert, dass psychogenes Zittern und Zucken mit den organisch bedingten Dyskinesien alternieren kann und dann fast immer in derselben Körperregion auftritt. Weder ein Torticollis noch ein Opisthotonus („Back arching“) sind sichere Unterscheidungsmerkmale, da ein kreisbogenförmig überstreckter Rumpf mit Retrocollis als „Arc de cercle“ („Kreisbogen“) oder „Arc en ciel“ („Regenbogen“) auch bei Konversionsstörungen vorkommt [45].

6.4 Akathisie

Klinik: Akathisie ist ein Bewegungsdrang mit Sitzunruhe und repetitiven Bewegungen. Die Symptomatik ist eine unerwünschte Wirkung der Psychopharmakotherapie. Die ängstlich-dysphorischen Patienten schlagen häufig die Beine übereinander, schaukeln und können die Füße nicht ruhig halten. Wenn sie auf der Stelle treten und das Gewicht ständig von einem auf das andere Bein verlagern, spricht man auch von Tasikinesie oder „Marching-in-place-Syndrom". Zwei Drittel der Patienten mit Akathisie weisen zusätzlich Parkinson-Symptome auf. Man unterscheidet eine akute, chronische und tardive Akathisie von einer Pseudoakathisie:

Bewegungsdrang mit Sitzunruhe und repetitiven Bewegungen.

- Die akute – dosisabhängige – Akathisie tritt innerhalb der ersten 6 – meist schon in den ersten 2 – Behandlungswochen, nach Dosissteigerung oder Medikamentenwechsel auf [1,13, 14].
- Wenn die Symptome länger als 3 Monate anhalten, ist von einer chronischen Akathisie auszugehen.
- Manifestiert sich der Bewegungsdrang frühestens 3 Monate nach Beginn der Pharmakotherapie, ohne dass eine Dosissteigerung oder ein Wechsel des Medikaments erfolgte, spricht man von tardiver Akathisie.
- Eine Pseudoakathisie liegt vor, wenn subjektive Beschwerden fehlen.

Akute, dosisabhängige Akathisie

Chronische Akathisie

Tardive Akathisie

Pseudoakathisie

Ätiopathogenese: Am häufigsten unter der Einnahme von klassischen Neuroleptika, auch Metoclopramid und Domperidon auftretend, seltener nach Einnahme von atypischen Neuroleptika, Serotoninwiederaufnahmehemmern oder trizyklischen Antidepressiva (vgl. Kapitel 6.3) in Kombination mit Östrogenen, Lithium, Buspiron, Methysergid, Carbamazepin; auch Antihypertensiva wie Reserpin, Alpha-Methyldopa, und Kalziumantagonisten wie Diltiazem, Flunarizin und Cinnarizin.

Eine Akathisie ist meist auf die Verordnung klassischer Neuroleptika zurückzuführen.

Pathophysiologisch scheint vor allem eine Blockade mesokortikaler postsynaptischer Dopamin-D2-Rezeptoren, vielleicht auch spinaler Dopaminrezeptoren, vorzuliegen [14]. Akathisie kommt aber auch bei Toxoplasmose und HIV-Infektionen vor.

Blockade postsynaptischer Dopamin-D2-Rezeptoren im Mesokortex.

Differenzialdiagnose: Die Akathisie ist von dem sogenannten **Restless-legs-Syndrom** zu unterscheiden. Es handelt sich um schmerzhafte Missempfindungen und unwillkürliche Bewegungen der Beine meist bei liegendem Patienten. Der Schlaf wird durch die periodischen Beinbewegungen häufig unterbrochen („periodic limb movements in sleep"). Das Restless-legs-Syndrom kann durch eine L-Dopa-Medikation oder einen Dopaminagonisten günstig beeinflusst werden [50]. Differenzialdiagnostisch ist auch an die Sitzunruhe bei **hyperkinetischem Syndrom (HKS)** zu denken, das mit Hyperaktivität, Impulsivität und Aufmerksamkeitsstörungen vor dem 7. Lebensjahr beginnt, aber noch im Erwachsenenalter bestehen kann (s. Kapitel 7).

Bei einem Restless-legs-Syndrom treten schmerzhafte Missempfindungen und Beinbewegungen meist nachts auf.

Hyperkinetisches Syndrom

Anticholinergika, Benzodiazepine, Beta-Rezeptorenblocker, Clonidin

Therapie: Bei akuter Akathisie können niedrig dosierte Anticholinergika und Benzodiazepine oder Beta-Rezeptorenblocker bzw. Clonidin hilfreich sein. Non-Compliance ist häufig [13,14]. Bei chronischer Akathisie empfehlen sich Dopaminrezeptorantagonisten und Folsäure. Die für eine Akathisie verantwortlichen Psychopharmaka sollten, wenn möglich, reduziert oder allmählich abgesetzt werden.

34-jähriger Mechaniker mit mildem Verlauf einer schizoaffektiven Psychose und ausgeprägter Akathisie.

Kasuistik 24: Der 34-jährige Kfz-Mechaniker war vier Jahre zuvor wegen einer schizoaffektiven Psychose mit Haloperidol, Benperidol und Doxepin stationär psychiatrisch behandelt worden. Er wähnte damals, von einer Krankenschwester mit Haloperidol vergiftet worden zu sein. Zwar hatte er sich rasch von dieser Idee distanziert, aber er war tagsüber sehr unruhig, wippte ständig mit stereotypen Bewegungen der Beine hin und her und schnalzte gelegentlich mit der Zunge. Alle Therapieversuche in verschiedenen Kliniken schlugen fehl, als nacheinander Fluphenazin, Flupentixol, Peracin und Levopromazin verordnet wurden. Eine Umstellung auf Clozapin wurde von dem Patienten wegen der häufig notwendigen Blutbildkontrollen (Agranulozytose-Risiko) abgelehnt. Erst nach allmählicher Reduktion der Neuroleptika klang die Bewegungsunruhe ab. Als die Medikation innerhalb eines Jahres vollständig abgesetzt worden war, ergaben die Nachuntersuchungen keine Anzeichen für ein Psychose-Rezidiv oder Hyperkinesen.

7 Das hyperkinetische Syndrom

Definition: Nach ICD-10 sind hyperkinetische Störungen charakterisiert durch „einen frühen Beginn, meist in den ersten 5 Lebensjahren, einen Mangel an Ausdauer bei Beschäftigungen, die kognitiven Einsatz verlangen, und eine Tendenz, von einer Tätigkeit zur anderen zu wechseln, ohne etwas zu Ende zu bringen; hinzu kommt eine desorganisierte, mangelhaft regulierte und überschießende Aktivität. Verschiedene andere Auffälligkeiten können zusätzlich vorliegen. Hyperkinetische Kinder sind oft achtlos und impulsiv, neigen zu Unfällen und werden oft bestraft, weil sie eher aus Unachtsamkeit als vorsätzlich Regeln verletzen. Ihre Beziehung zu Erwachsenen ist oft von einer Distanzstörung und einem Mangel an normaler Vorsicht und Zurückhaltung geprägt. Bei anderen Kindern sind sie unbeliebt und können isoliert sein. Beeinträchtigung kognitiver Funktionen ist häufig, spezifische Verzögerungen der motorischen und sprachlichen Entwicklung kommen überproportional oft vor. Sekundäre Komplikationen sind dissoziales Verhalten und niedriges Selbstwertgefühl". Nach DSM IV handelt es sich bei diesen Kindern und Jugendlichen um eine Aufmerksamkeitsdefizit-/Hyperaktivitätsstörung: „Attention-deficit/hyperactivity disorder (ADHD)".

Klinik: Kardinalsymptome des hyperkinetischen Syndroms (HKS) sind **Aufmerksamkeitsstörungen, Hyperaktivität** und **Impulsivität**, die besonders in der Vorschule, Schule und am Arbeitsplatz auffallen (vgl. Tab. **9**). Das hyperkinetische Syndrom kommt bei 3% der Schulkinder vor. Jungen sind dreimal häufiger betroffen [11]. Charakteristisch ist eine desorganisierte, mangelhaft regulierte und überschießende motorische Aktivität oder ausgeprägte Ruhelosigkeit, die besonders in Situationen auftritt, die relative Ruhe verlangen [27] und eine dysphorische Stimmung mit Lustlosigkeit und Langeweile, Stress- und Frustrationsintoleranz bis hin zu gestörtem Sozialverhalten [39].

Kardinalsymptome des hyperkinetischen Syndroms sind Aufmerksamkeitsstörungen, Hyperaktivität und Impulsivität.
S. Tab. 9.

Lernstörungen, hauptsächlich Rechtschreib- und Leseschwäche, kommen bei 50–80% der hyperaktiven Kinder vor. In 30% finden sich **Tics**. Auch ein Tourette-Syndrom ist häufig mit HKS assoziiert (s. Kapitel 8). Die Störung kann im Kindergarten beginnen und noch im Erwachsenenalter persistieren. Beim Kleinkind dominieren grobmotorische Aktivitäten wie Rennen und Klettern; das Kind ist unfähig, still zu sitzen und ständig „auf dem Sprung".

30% der HKS sind mit Tics assoziiert.
Video 44 und 45 ⊙

Das HKS der Schulkinder stört erheblich den Schulunterricht und das Familienleben („Zappelphilipp"). Die Hyperaktivität ist ziellos, unfallträchtig und führt zu keinen positiven Ergebnissen. Durch Gruppensituationen wird die Symptomatik verstärkt.

Tab. **9** Stichworte zum hyperkinetischen Syndrom.

Aufmerksamkeitsstörung	Hyperaktivität	Impulsivität
– Flüchtigkeitsfehler – Nicht zuhören können – unvollständige Schulaufgaben oder Arbeiten – Desorganisation – Ablenkbarkeit – Vergesslichkeit – häufiger Verlust von Spielsachen und Büchern	– Zappeln – Sitzunruhe – Umherlaufen – Unruhe bei Spielen und anderen Freizeitaktivitäten – ständig unterwegs und auf dem Sprung-Sein	– Sprunghaftigkeit – überhastete Antworten – Ungeduld – Störung von Gesprächen und Spielen anderer – Logorrhö

Wenn hyperaktives Verhalten im Jugendalter auch meist seltener wird, rücken Impulsivität, Stimmungslabilität, geringe Frustrationstoleranz [11] und dissoziale Tendenzen („Max und Moritz") in den Vordergrund [41]. Hyperaktive Kinder weisen zusätzlich Sprachstörungen, hyperaktive Jugendliche besonders häufig depressive Symptome auf.

Eine Prädisposition und psychosoziale Faktoren wirken zusammen.

Ätiopathogenese: Ein einheitliches theoretisches Erklärungskonzept fehlt. In vielen Behandlungsfällen lassen sich keine Ursachen nachweisen. Eine genetische Prädisposition und psychosoziale Faktoren wirken zusammen.

Die inadäquate Reizverarbeitung scheint auf einer Dysregulation dopaminerger Funktionen mit Imbalance von Neurotransmittern im Limbischen System und frontalen (bzw. präfrontalen) Kortex zu beruhen.

Pathophysiologisch scheint eine Imbalance von Neurotransmittern mit Dysregulation besonders der dopaminergen Funktionen vorzuliegen, die mit einer inadäquaten Reizverarbeitung einhergeht. Das Limbische System und der Frontallappen sind involviert [39]. Bildgebende Verfahren zeigen zwar in der Regel keine strukturellen Läsionen. Neuere Untersuchungen mit der funktionellen Kernspintomographie ergeben jedoch bei hyperaktiven Jugendlichen eine subnormale Aktivität des präfrontalen Kortex, der für die übergeordnete motorische Kontrolle verantwortlich ist [59].

Diagnostisch wichtig sind die biografische Anamnese und eine neurologische Untersuchung.

Diagnostik: Im Einzelgespräch fallen die hyperkinetischen Symptome nicht immer gleich auf. Lässt man hyperkinetische Kinder 15 Minuten lang warten, werden sie sehr unruhig, weil sie sich gelangweilt fühlen. Sie sind aber keineswegs hyperaktiv, wenn sie während des Wartens zum Beispiel ein spannendes Video anschauen [2]. Es gibt eine Reihe testpsychologischer Instrumente und Beurteilungsskalen, die zur Diagnostik beitragen. Lebensgeschichtliche Einflüsse sind durch die Anamnese zu erfassen. Die Diagnose stützt sich auf mehrere Informationsquellen (Eltern, Kindergarten, Schule, eigene Beobachtung) und auf die Ergebnisse der neurologischen und psychologischen Untersuchung.

Zur Akathisie vgl. Kapitel 6.4.

Differenzialdiagnose: Auch die Akathisie und das Restless-legs-Syndrom (vgl. Kapitel 6.4) sind durch ausgeprägte Bewegungsunruhe charakterisiert, letzteres tritt jedoch vorwiegend nachts auf. Die Sitzunruhe eines (vermeintlich) hyperaktiven Kindes kann ebenso wie die meist neuroleptikainduzierte Akathisie auf einer unerwünschten Arzneimittelwirkung beruhen (Phenobarbital u.a.). Für ein hyperkinetisches Syndrom spricht der Beginn vor dem 7. Lebensjahr. Eine spätere Manifestation kann auf eine affektive Störung u.a. psychiatrische Erkrankungen wie die Borderline-Persönlichkeitsstörung hindeuten.

Unerwünschte Arzneimittelwirkung (z. B. Phenobarbital).

Therapie: Eine multimodale Betreuung, die auch die Beratung der Eltern und Lehrer einschließt, ist effektiver als medikamentöse Polypragmasie. L-Dopa zeigt keine anhaltende Wirkung. Psychostimulanzien, vor allem das wirksame Methylphenidat (Ritalin, Medikinet), haben eine überbrückende Funktion. Hyperkinetisches Verhalten wird reduziert. Nur bei ausgeprägter Symptomatik und zweifelsfrei gesicherter Diagnose sollten Stimulanzien wie Methylphenidat Kindern und Jugendlichen verordnet werden, wobei eine Tagesdosis von 60 mg nicht überschritten werden darf. Bei hyperaktiven Erwachsenen reichen Stimulanzien in der Regel nicht aus. Man gibt Imipramin, Desipramin und Nortriptilyn oder auch niedrig dosierte Betarezeptorenblocker hinzu.

Multimodale Therapie und Beratung, Stimulanzien.

Verlauf: In vielen Behandlungsfällen nimmt die Intensität des HKS mit zunehmendem Alter deutlich ab [27]. Unbehandelt kann das HKS zu **sozialer Desintegration** führen und psychiatrische Behandlung noch im Erwachsenenalter erfordern.

! Ein Drittel der Patienten zeigt Symptome auch im Erwachsenenalter. Dann sind Unordnung und chaotische Organisation im beruflichen wie privaten Bereich charakteristisch für ein seit der Kindheit bestehendes hyperkinetisches Syndrom [39].

Kasuistik 25: 8-jähriger, kräftiger und übergewichtiger Junge (46 kg), der kürzlich wegen Störung des Unterrichts von einer Lehrerin geschlagen worden war und der selbst seine Mutter nach einer Bestrafung geschlagen hatte. Er ist das ältere von 2 Kindern (Schwester, 3 Jahre) einer 32-jährigen Schneiderin und eines 45-jährigen Bauschlossers. Nach normaler Schwangerschaft erfolgte die Geburt zum errechneten Termin per Sectio. Geburtsgewicht 3890 g, Größe 57 cm. Normale statomotorische und sprachliche Entwicklung. Als Krankheiten werden Windpocken und eine Insektenallergie angegeben. Im Kindergarten fiel bereits seine Unruhe auf, in der Grundschule sei er darüber hinaus impulsiv, leicht ablenkbar und in häufige Streitereien verwickelt gewesen. Er habe mehrmals gezündelt und Erwachsene mit Steinen beworfen. Bei der neurologischen Untersuchung des zugewandten Jungen fanden sich leichte Koordinationsstörungen ohne Seitenbetonung. Die Mutter wird seit 2 Jahren wegen phobisch-anankastischer Symptome psychiatrisch behandelt. Unmittelbar nachdem sie einen Kriminalfilm angeschaut habe, sei ihr der Gedanke gekommen, ihren Sohn umbringen zu müssen. Sie habe sich aber rasch von diesem Gedanken gelöst, schlage den „kleinen Hampelmann" auch nur, wenn ihr der Kragen platze und gebe ihm mit gewissem Erfolg regelmäßig 3-mal täglich das von einem Kinderpsychiater verordnete Methylphenidat. Dessen Diagnose lautete: Hyperkinetische Störung des Sozialverhaltens (ICD-10 F90.1).

8-jähriger unruhiger, impulsiver und aggressiver Schüler mit leichten Koordinationsstörungen. Diagnose: Hyperkinetische Störung des Sozialverhaltens.

Tourette-Syndrom

Multiple chronische motorische Tics (zum Beispiel Blinzel- oder Räuspertic) und unwillkürliche Vokalisationen, Echolalie und Koprolalie.

Klinik: Erstmals von Georges Gilles de la Tourette (1885) beschriebenes Krankheitsbild mit multiplen chronischen motorischen Tics und unwillkürlichen Vokalisationen, eine in der Regel vor Vollendung des 21. Lebensjahres beginnende fluktuierende Erkrankung. Das männliche Geschlecht überwiegt. Charakteristisch sind einfache **motorische Tics**, die sich zu komplexen **Tic-Handlungen** ausweiten können: Anfangs beobachtet man unwillkürliche Zuckungen kleiner Muskelgruppen, die – physiologische Bewegungen imitierend – in rascher Folge täglich gehäuft wiederkehren (zum Beispiel Blinzel- oder Räuspertic). Diesen motorischen Tics können **sensorische** vorausgehen, zum Beispiel ein Augenbrennen dem Blinzeltic oder ein Kratzen im Hals dem Räuspertic. Später kommen Trippeln, Nesteln, und Stöhnen hinzu. Besonders auffällig sind unwillkürliche Vokalisationen wie Echo- und Koprolalie. Unter **Echolalie** versteht man ein zwanghaftes Nachsprechen von Wörtern und Sätzen, unter **Koprolalie** ein unwillkürliches Hervorstoßen obszöner Wörter. Bei der Hälfte der Patienten finden sich Aufmerksamkeitsstörungen, Hyperaktivität und repetitive Zwangshandlungen.

Tics: Video 44 und 45 ⊙

Meist familiäre Disposition mit autosomal dominantem Erbgang und geringer Penetranz. Pathophysiologisch vermutlich Neurotransmitterstörungen bei Dysfunktion der Stammganglien.

Ätiopathogenese: Es besteht meist eine familiäre Disposition mit autosomal dominantem Erbgang (geringe Penetranz). Die Pathogenese ist ungeklärt. Es werden Neurotransmitterstörungen bei Dysfunktion der Stammganglien und des Limbischen Systems diskutiert. Man nimmt eine Überempfindlichkeit postsynaptischer Dopaminrezeptoren an. Die extrapyramidalen Bewegungsstörungen unterliegen psychogenen Einflüssen [61].

Diagnostik: Wegen der Symptomvielfalt sind audiovisuelle Dokumentationen hilfreich (siehe Video). Zur Diagnose einer Tourette-Krankheit ist neben den motorischen Tics das Vorkommen mindestens eines vokalen Tics erforderlich.

EEG, CCT und MRT sind unauffällig. Die PET kann einen regional reduzierten Glukosestoffwechsel im Striatum ergeben.

Während die Elektroenzephalographie (EEG), Kraniale Computertomographie (CCT) und Magnetresonanztomographie (MRT) bei Tourette-Patienten weitgehend unauffällig sind, beobachtet man mittels Positronenemissionstomographie (PET) einen regional reduzierten Glukosestoffwechsel u. a. im Striatum.

Psychotherapeutische Betreuung, Neuroleptika-Therapie. Unerwünschte Wirkungen s. Kapitel 6.

Therapie: Bei leichteren Ausprägungen der Tics, die willkürlich unterdrückt werden können, ist keine Therapie erforderlich. In schwereren Verläufen empfiehlt sich eine **Psychotherapie** und die Gabe von Haloperidol oder Tiaprid, Sulpirid und Clomipramin in langsam ansteigender Dosierung. Stimulanzien verschlechtern

Tab. **10** Psychopharmakologische Interventionen bei Tic- und Zwangsstörungen (nach Moll und Rothenberger 1999).

Tic-Störung	Tic und Zwang	Zwangsstörung
Tiaprid	Sulpirid	Clomipramin
Pimozid	Tiaprid + Clomipramin[2]	Fluvoxamin
Clonidin	Pimozid + Clomipramin[2]	Sertralin
Risperidon[1]	Risperidon + Clomipramin[2]	Citalopram

[1] Zu Risperidon sind noch ausführlichere Untersuchungen nötig, um die Wirksamkeit und Sicherheit der Therapie Jugendlicher aufzuzeigen.
[2] Anstelle von Clomipramin auch Fluoxetin, Fluvoxamin und Citalopram einsetzbar.

die Symptomatik (s. Tab. **10**). Zur Auslösung neuroleptikainduzierter Spätdyskinesien s. Kapitel 6.

Verlauf: Spontanremissionen kommen in der Adoleszenz vor. Zwei Drittel aller Patienten weisen im Erwachsenenalter keine auffälligen Tics oder gravierenden Begleitsymptome auf. Die übrigen werden therapeutisch meist günstig beeinflusst. Eine geringe Anzahl der Patienten mit schweren psychopathologischen Symptomen, Hetero- und Autoaggressivität wird hospitalisiert [55].

Kasuistik 26: Der 21-jährige Krankenpfleger berichtete über Tic-artige Symptome, bei denen er laut stöhnte, die Hände faltete und obszöne Worte ausstieß. Es fand sich ein leichter Torticollis spasmodicus mit Hypertrophie des linken M. sternocleidomastoideus.

Tourette-Syndrom
Video 45 ⊙

Glossar

Ablenkmanöver: Kontralaterales Taktschlagen zur Unterscheidung von organisch bedingtem und psychogenem Tremor, s. Tremor.

Absetzdyskinesien: In den ersten 4 Wochen nach Absetzen eines Neuroleptikums auftretende extrapyramidale Bewegungsstörungen, die trotz Behandlung persistieren können.

ADHD: Attention Deficit/Hyperactivity Disorder, Aufmerksamkeitsdefizit und Hyperaktivität mit oftmals ausgeprägter Impulsivität (3 Typen nach DSM-IV), s. hyperkinetisches Syndrom.

Akathisie: Meist durch Neuroleptika-Therapie verursachte psychomotorische Unruhe mit der Unfähigkeit, zu sitzen. Bewegungsunruhe der Beine s. Tasikinesie (Auf-der-Stelle-Treten). Die Patienten sind ängstlich-dysphorisch bis agitiert. Man unterscheidet eine akute, chronische und tardive Akathisie. Dieses extrapyramidalmotorische Syndrom (EPMS) ist von dem meist während des Nachtschlafs auftretenden „Restless-legs"-Syndrom abzugrenzen.

Apraxia of eye lid opening: Sonderform des Blepharospasmus, bei dem es sich jedoch nicht um das neuropsychologische Phänomen einer Apraxie, sondern um einen dystonen Lidkrampf handelt. Man spricht auch von „levator inhibition", obwohl keine Inhibition des M. levator palpebrae, sondern eine Hyperaktivität prätarsaler, horizontal verlaufender Fasern des M. orbicularis oculi vorliegt. S. auch Blepharokolysis (Lidöffnungsinhibition).

„Arc de cercle": Halbkreisförmige Wölbung des Rumpfs, auch „Arc en ciel" (Regenbogen) genannt, Opisthotonus im psychogenen (dissoziativen) Anfall bei Konversionsstörung. S. Differenzialdiagnose zur axialen Dystonie mit Opisthotonus, Überstreckung des Rumpfs („back arching").

Asterixis: „Flapping tremor" bei hepatischer Enzephalopathie, ein plötzlicher Verlust des Haltetonus mit reflektorischer Korrekturbewegung.

Athetose: Uni- oder bilateral ausgeprägte, unaufhörliche Bewegungsunruhe mit Fehlstellung überstreckter Fingergelenke (Athetose und Athétose double). Wegen langsam „schraubender, wurmförmiger" Bewegungen besonders der Hände werden athetotische Hyperkinesen auch als distale Dystonie bezeichnet.

Axiale Dystonie: Verkrampfung der Rückenmuskulatur in Form eines Opisthotonus („back arching"), oft verbunden mit Reklination des Kopfes (Retrocollis), s. auch Pisa-Syndrom.

Back arching: Opisthotonus, Überstreckung des Rumpfs, s. axiale Dystonie und „Arc de cercle".

Ballismus: Seltenes hyperkinetisches Syndrom mit proximal beginnenden heftigen Jaktationen meist einer Körperseite (Hemiballismus). Ursache sind vor allem vaskuläre Läsionen und Tumoren im Bereich der Stammganglien (Corpus Luysi). S. auch biphasische Dyskinesien, L-Dopa- und Neuroleptika-induzierte Dyskinesien.

Basalganglien: Synonym für Stammganglien. Den Basalganglien, insbesondere dem Striatum, Globus pallidus, Nucleus subthalamicus und einigen Hirnstammkernen, vor allem der Substantia nigra, wird die Modulation der motorischen Aktivität zugeschrieben. Alle extrapyramidalen Bewegungsstörungen beruhen auf einer Dysfunktion der Basalganglien und ihrer Projektionen zum Thalamus, Kortex und Hirnstamm.

Belly-dancers-Dystonie: Zusammenspiel von Agonisten und Antagonisten der Bauchmuskulatur (postoperative Dystonie).

Beschäftigungskrämpfe: Dystoner Schreibkrampf und dystone Hyperkinesen der Musiker (Violonisten, Pianisten und Flötisten), s. fokale Dystonie.

Biphasische Dyskinesien: Bei Wirkungseintritt und -abfall der L-Dopa-Medikation des M. Parkinson einsetzende dystone, choreoathetotische und ballistische Hyperkinesen.

Bizarrerien: Bei schizophrenen Kranken auftretende Stereotypien, die von pharmakogenen Dyskinesien abzugrenzen sind.

Blepharokolysis: Inhibition der Lidöffnung als eine Form des Lidkrampfs (Blepharospasmus). S. „Apraxia of eye lid opening".

Blepharospasmus: Periokuläre (fokale) Dystonie, andauernder krampfhafter Schluss der Augenlider infolge unwillkürlicher Kontraktionen des vom N. facialis innervierten M. orbicularis oculi beidseits, kann funktionelle Blindheit bewirken. S. auch Meige-Syndrom.

Breughel-Syndrom: Nach einem Gemälde von P. Breughel benannte segmentale Dystonie mit Lidkrampf und oromandibularen Hyperkinesen, s. Meige-Syndrom.

Caput obstipum: s. auch Schiefhals und Torticollis spasmodicus.

Chamäleon-Zunge: Bei choreatischen Syndromen wird die herausgestreckte Zunge sogleich wieder unwillkürlich zurückgezogen, s. auch „Fly-catcher's tongue".

Chorea: Chorea major (Huntington) oder Chorea minor (Sydenham) mit blitzartig einschießenden Zuckungen meist im Bereich der Hände und Füße. Die unwillkürlichen Hyperkinesen greifen auf Stamm und Gesicht über. S. auch Choreoathetose und Dyskinesie.

Chorea gravidarum: Schwangerschaftschorea s. Chorea minor, hormonell induzierte Steigerung der Sensitivität der striatalen Dopaminrezeptoren. Unwillkürliche rasche Hyperkinesen der distalen Extremitätenabschnitte, des Stamms und des Gesichts.

Chorea major: S. Huntington-Krankheit.

Chorea minor: Sydenham-Chorea, unwillkürliche Hyperkinesen bei Jugendlichen nach Streptokokken-A-Infektion (Angina tonsillaris) bzw. nach rheumatischem Fieber (Endokarditis, Polyarthritis). Pathogenetisch Bildung kreuzreagierender Antikörper gegen neuronale Zellen und erhöhte Sensitivität für dopaminerge Stimulation im Striatum.

Choreoathetose: Zusammentreffen von blitzartig einschießenden (choreatischen) und langsam „schraubenden“ (athetotischen) Hyperkinesen wie zum Beispiel bei pharmakogenen Dyskinesien oder paroxysmalen dystonen Choreoathetosen. S. paroxysmale Hyperkinesen.

Delayed-onset-dystonia: Manifestation einer sekundären Dystonie in der 2. oder 3. Dekade nach frühkindlichem Hirnschaden, s. aber tardive Dystonie mit Manifestation meist in der 3. oder 4. Dekade nach Neuroleptika-Medikation.

Diphasic mobile dystonia: Siehe L-Dopa-induzierte biphasische Dyskinesien.

Dopaminrezeptorenblocker: Die hauptsächlich in der Therapie der Psychosen eingesetzten Neuroleptika besetzen Dopaminrezeptoren und können extrapyramidal-motorische Symptome (EPMS) auslösen.

Dopa-responsive dystonia: S. Segawa-Syndrom.

Dystonie: Unwillkürliche, meist langsam ablaufende Muskelkontraktionen des Gesichts (Blepharospasmus und oromandibulare Dystonie), Drehbewegungen des Halses mit Fehlhaltung des Kopfes (Torticollis spasmodicus), des Rumpfs (s. auch Opisthotonus und Torsionsdystonie) und einzelner Glieder oder Gliedmaßenabschnitte (Hand- und Fußdystonie). Man unterscheidet fokale, segmentale, multifokale und generalisierte Dystonien. S. auch „early morning“-Dystonia.

Dyskinesie: Synonym für pharmakogene hyperkinetische Bewegungsstörungen, meist Neuroleptika- und L-Dopa-induzierte Hyperkinesen. Diese und andere extrapyramidal-motorische Symptome (EPMS) sind unerwünschte Arzneimittelwirkungen (UAW) der Psychose- und Parkinson-Therapie. Man unterscheidet Früh- und Spätdyskinesien, s. orobukkolinguale Dyskinesie, „peakdose“-Dyskinesie und biphasische Dyskinesien.

Early morning-Dystonia: Unter der Parkinson-Therapie bei abfallendem Dopaminspiegel häufig als dystoner Fuß- und Wadenkrampf auftretende Bewegungsstörung.

Echolalie: Zwanghaftes Nachsprechen von Lauten, Wörtern und Sätzen, s. auch Koprolalie bei Tourette-Krankeit.

EPMS: Extrapyramidal-motorische Symptome.

Extrapyramidales System: Die Stammganglien (s. Basalganglien) im Zwischen- und Mittelhirn modulieren die motorische Aktivität. Bei einer Dysfunktion der Stammganglien (Striatum, Globus pallidum, Nucleus subthalamicus, Substantia nigra) kommt es zu extrapyramidalen Hyperkinesen, d. h. unwillkürlichen Bewegungen wie Tremor, Dystonie, Chorea, Ballismus und Akathisie.

Faziobukkolinguale Dyskinesie: Hyperkinesen des Gesichts, der Wangen und der Zunge. Idiopathisch im Senium, so bei 25% der Bewohner eines Altenheims, häufig als Früh- oder Spätdyskinesie unter Neuroleptika-Medikation.

Fluktuationen: Unter fortgeschrittener Parkinson-Krankheit auftretende Schwankungen der Beweglichkeit mit sogenannten On-Off-Phasen. Abhängig von der L-Dopa-Einzeldosis beobachtet man Phasen guter Beweglichkeit (On-Phasen), die mit Phasen reduzierter oder fehlender Beweglichkeit (Off-Phasen) alternieren. Rasche Wirkungsoszillationen in der Parkinson-Behandlung werden als „Yo-yoing" bezeichnet. Mit dem Beginn der Fluktuationen manifestieren sich auch die L-Dopa-induzierten choreatischen Dyskinesien in der On-Phase. S. auch „Peak-dose-dyskinesia" und Fluktuationen bei Segawa-Syndrom.

Fly catcher's tongue: „Fliegenfänger-Zunge". Bei lingualer Dystonie wird die Zunge unwillkürlich herausgestreckt, s. auch „Chamäleonzunge" bei choreatischen Syndromen: Die herausgestreckte Zunge wird rasch wieder zurückgezogen.

Fokale Dystonie: Zum Beispiel Blepharospasmus, Torticollis spasmodicus, Graphospasmus oder Fußdystonie. Nur *eine* funktionelle Region ist betroffen. Die fokale Dystonie kann sich bis zur generalisierten Dystonie ausweiten.

Frühdyskinesie: Oft als zervikale, okuläre und pharyngeale Hyperkinesen unmittelbar nach neuroleptischer Medikation einsetzende Bewegungsstörungen.

Fußdystonie: Nachts oder morgens auftretende schmerzhafte Fuß- und Wadenkrämpfe (krurale Dystonie) infolge Abfalls des L-Dopa-Spiegels („early morning-dystonia"), s. auch Dystonie und fokale Dystonie.

Gaumensegeltremor: Idiopathischer oder symptomatischer Tremor (nach Hirnstammschädigung): Rhythmische Kontraktionen des Gaumens (M. levator palatini), Tinnitus (Klickgeräusch), Mitbeteiligung der Kehlkopfmuskulatur und anderer Körperregionen ist möglich.

Generalisierte Dystonie: S. Dystonie und Torsionsdystonie.

Geste antagonistique: Ein „Trickmanöver" („sensory trick"), das zur Unterbrechung dystoner Symptome wie Torticollis spasmodicus oder Blepharospasmus führt. Durch Anlegen der Hand oder nur eines Fingers an Kinn, Wange oder Hinterkopf kontralateral zur Drehrichtung kann der Patient die dystone Aktivität des Tortikollis reduzieren oder aufheben. Durch Berührung einer Augenbraue bei Blepharospasmus lässt sich ein Lidkrampf unterdrücken.

Graphospasmus: Schreibkrampf, gehört ebenso wie die dystonen Hyperkinesen der Musiker, zu den sogenannten Beschäftigungskrämpfen.

Hemiballismus: S. Ballismus. Jaktationen (meist einer Körperseite) bei strukturellen Läsionen der Stammganglien (besonders des Nucleus subthalamicus).

Hemichorea: Halbseitig ausgeprägte rasch ablaufende Hyperkinesen, s. Chorea.

Hemidystonie: Arm und Bein einer Seite sind von den meist langsamem dystonen Hyperkinesen und Fehlstellungen betroffen. Mit bildgebenden Verfahren lassen sich in 80% der Fälle in der kontralateralen Stammganglienregion umschriebene Hirnprozesse nachweisen (Infarkt, Tumor u. a.).

Holmes-Tremor: Auch als Benedikt-Syndrom, Thalamus-Tremor, Ruber-Tremor, Mittelhirn-Tremor, und Myorhythmie bezeichnet, ein niederfrequenter Ruhe- und Intentionstremor. S. Tremor.

Huntington-Krankheit: Chorea major (Huntington-Chorea) heredodegenerative Erkrankung mit Gendefekt auf Chromosom 4 und Neuronenverlust im Striatum; computertomographisch nachweisbare Atrophie der Vorderhörner und des Nucleus caudatus. Manifestation um das 40. Lebensjahr mit einschießenden Hyperkinesen, später schwere Dysphagie, Psychose und Demenz.

Hyperkinesen: Extrapyramidale Überschussbewegungen u.a. bei choreatischen, dystonen und ballistischen Syndromen infolge Störung der Stammganglienfunktionen.

Hyperkinetisches Syndrom: Hyperaktivität („Zappelphilipp"), Impulsivität und Aufmerksamkeitsstörung, dysphorische Stimmung, Stress- und Frustrationsintoleranz bis hin zu gestörtem Sozialverhalten („Max und Moritz"), auch häufig bei Tics und Tourette-Syndrom vorkommend, s. „Attention Deficit/Hyperactivity Disorder (ADHD)".

Jaktation: Heftig schleudernde Bewegung der Gliedmaßen bei Ballismus.

Kausalgie-Dystonie-Syndrom: Oft nach Bagatell-Trauma bei sympathischer Reflexdystropie (Sudeck-Syndrom) auftretende brennende Schmerzen und Dysästhesien, die den Ort der Verletzung überschreiten. Es werden dystone Muskelkontraktionen, fixierte dystone Fehlstellungen und Tremor beobachtet.

Kokontraktionen: Innervation von Antagonisten bei hyperkinetischen (dystonen) Syndromen wie zum Beispiel bei Torticollis spasmodicus und dystonem Tremor. Ätiopathogenetisch wird eine gestörte Inhibition von Interneuronen im Hirnstamm und Rückenmark diskutiert.

Koprolalie: Unwillkürliches Hervorstoßen obszöner Wörter, siehe auch Echolalie bei Tourette-Krankeit.

Kraniozervikale Dystonie: Übergeordneter Begriff für eine Reihe dystoner Syndrome: Blepharospasmus, Torticollis spasmodicus, oromandibulare, linguale, pharyngeale und laryngeale Dystonie. Es sind Hyperkinesen, die Augenlider, Halsmuskeln, Lippen, Zunge, Kiefer, Pharynx und Larynx erfassen.

Krurale Dystonie: S. Fußdystonie.

L-Dopa-induzierte Dyskinesien (LID): Unter der L-Dopa-Langzeittherapie des M. Parkinson auftretende dystone, choreatische und choreoatethotische Hyperkinesen des Rumpfs und der Extremitäten, häufig auch Blepharospasmus und orofaziale Dyskinesien. Im fluktuierenden Verlauf während der „On"-Phasen beobachtet man diese Hyperkinesen besonders bei hoher L-Dopa-Einzeldosis „peak-dose"-Dyskinesien oder auch bei abfallendem Dopaminspiegel („early morning-Dystonia", häufig als Fußkrampf). Betroffen sind die von der Parkinson-Symptomatik zuerst und am stärksten befallenen Körperregionen. S. auch biphasische Dyskinesien.

LID: L-Dopa-induzierte Dyskinesien, s. „peak-dose"-Dyskinesien und biphasische Dyskinesien.

Linguale Dystonie: Zungenprotrusionen und massive Zungenkrämpfe bei L-Dopa- und neuroleptikainduzierten dystonen Hyperkinesen. Die Zunge wird unter Kaubewegungen eingerollt oder unwillkürlich hervorgestoßen. S. „Fly catcher's tongue" und „Chamäleon-Zunge".

Little-Krankheit: Nach W. J. Little (1810 – 1894) benannte „spastische Kinderlähmung" mit Athetose. S. Status marmoratus.

Marching-in-place-Syndrom: Auf-der-Stelle-Treten als pharmakogene Nebenwirkung, s. Tasikinesie und Akathisie.

Multisystematrophie: Mit extrapyramidalen Syndromen (Parkinson-Syndrom), pyramidalen, zerebellaren und autonomen Symptomen einhergehende Erkrankung vom striato-nigralen Typ und vom olivopontozerebellaren Typ.

Meige-Syndrom: „Breughel-Syndrom", segmentale Dystonie, Blepharospasmus in Kombination mit Hyperkinesen der unteren Gesichtshälfte und des Halses. Zwei Drittel aller Patienten mit idiopathischem Blepharospasmus weisen auch Symptome einer oromandibularen Dystonie auf.

Musikerkrampf: Verkrampfung der Mundmuskulatur bei Trompetern oder der Finger bei Flötisten, Pianisten und Violinisten, s. Beschäftigungskrämpfe.

Myoklonus: Im Gegensatz zum Tremor ist ein Myoklonus nicht durch wechselseitige, sondern gleichzeitige Aktivierung von Agonisten und Antagonisten gekennzeichnet. Wenn ein Myoklonus abhängig von Willkürbewegungen auftritt, spricht man von Aktionsmyoklonus.

Neuroakanthose: Hereditäre Chorea-Krankheit mit Vorkommen stacheliger Erythrozyten (Akanthozyten), neben choreatischen Hyperkinesen auch Tics, Hohlfußbildung bei Areflexie, Selbstverletzungen möglich.

Off-(Dose-)Dystonien: Nachts oder morgens auftretende schmerzhafte Fuß- und Wadenkrämpfe infolge Abfalls des L-Dopa-Spiegels, s. „early morning-dystonia".

Okuläre Dystonie: „Okulogyre Krisen" mit Blickwendung zur Seite und nach oben („Blick- und Schaukrampf"), meist perinatal, postenzephalitisch und pharmakogen.

Okulogyre Krisen: Okuläre Dystonie. S. auch Blepharospasmus (periokuläre Dystonie).

Opisthotonus: „Back arching", Überstreckung des Rumpfs, s. axiale Dystonie und „Arc de cercle".

Orofaziolinguale Stereotypien: Häufige tardive (pharmakogene) Hyperkinesen, s. Dyskinesien.

Oromandibulare Dystonie: Unwillkürliche, anhaltende dystone Krämpfe der Gesichtsmuskulatur, des Mundes und Kiefers, siehe auch Meige-Syndrom und faziobukkolinguale Dyskinesie bzw. orofaziolinguale Stereotypien.

Parkinson-Krankheit: „Paralysis agitans", nach James Parkinson (1755 – 1824) benannte Erkrankung der Stammganglien (Dopamin-Mangelsyndrom) mit den Kardinalsymptomen Ruhe-Tremor, Rigor und Akinese.

Parkinsonismus: Auch als „Parkinsonoid“ oder pharmakogenes Parkinson-Syndrom bezeichnete Symptomatik mit meist neuroleptikainduziertem Tremor, Rigor und Hypokinenese.
Paroxysmale dystone Choreoathetose: Familiäre Form extrapyramidaler Anfälle, die situativ (affektiv) verstärkt und durch akustische Signale, Alkohol- und Kaffeegenuss hervorgerufen werden.
Paroxysmale kinesiogene Choreoathetose: Diese extrapyramidalen Anfälle können täglich 100-mal auftreten, werden durch eine plötzliche Bewegung ausgelöst („seizures induced by movement“) und durch Gegeninnervation unterbrochen.
Peak-dose-chorea: Eine akute Dyskinesie, die sich bei hoher L-Dopa-Einzeldosis einstellt.
Peak-dose-dysphonia: Bei hohem L-Dopa-Plasmaspiegel einsetzende Stimmstörung.
Peak-dose-dyskinesia: Bei hochdosierter L-Dopa-Medikation des M. Parkinson einsetzende choreatische und choreoathetotische Dyskinesien in den Phasen guter Beweglichkeit (On-Phase). S. aber „early morning-dystonia“.
Peak-dose-dysphagia: Bei hohem L-Dopa-Plasmaspiegel in der Parkinson-Behandlung vorkommende Schluckstörung.
Periodic limb movements in sleep: S. „Restless-legs-Syndrom“.
Pillendreher-Phänomen: Fingertremor bei Parkinson-Syndrom.
Pisa-Syndrom: Axiale Dystonie mit Körperfehlstellung zu einer Seite, meist neuroleptikainduziert.
PLM: Periodic leg movement: S. „Restless-legs-Syndrom“.
Pseudoakathisie: Bewegungsunruhe ohne subjektive Beschwerden, s. Akathisie.
Rabbit-Syndrom: Perioraler Ruhetremor mit rhythmischen Kiefer- und Lippenbewegungen („Mümmeln“) bei pharmakogenem Parkinson-Syndrom in den ersten Wochen nach Aufdosierung oder rascher Reduktion klassischer Neuroleptika.
Rapid dystonic movements: Phasische Muskelaktivierung von 100–500 ms bei (langsamerer) dystoner Bewegungsstörung, s. Dystonie.
Rapid oscillations: Rasche Wirkungsfluktuationen (siehe „Yo-Yoing“) in der Parkinson-Therapie.
Restless-legs-Syndrom: Vorwiegend nachts auftretende Bewegungsunruhe und Parästhesien der Beine („periodic limb movements in sleep“, „periodic leg movement“), zur Differenzialdiagnose s. Akathisie, Tasikinesie und tardive Dyskinesie.
Schiefhals: S. Caput obstipum und Torticollis spasmodicus.
Schreibkrampf: Graphospasmus, eine fokale Dystonie, auch mit Tremor, s. Kasuistik 11, Seite 26.
Segawa-Syndrom: „Dopa-responsive dystonia“, L-Dopa-sensitive generalisierte Dystonie, die im Kindesalter, vorwiegend bei Mädchen, mit einer Gangstörung einsetzt. Später kommen Parkinson-Symptome hinzu. Typisch sind tageszeitliche Schwankungen der dystonen Symptomatik (Fluktuationen). Die Gabe von L-Dopa sichert mit dem Therapieerfolg die Diagnose: Schon unter niedriger L-Dopa-Dosierung klingen die Symptome ab.

Seizures induced by movement: Durch Bewegung oder Vorstellung einer Bewegung ausgelöste paroxysmale kinesiogene Choreoathetose.
Selbstverletzung: Bei ausgeprägtem grobschlägigen Aktionstremor durch ausfahrende Bewegungen verursachte Verletzung, s. auch Titubation, Ballismus, Neuroakanthozytose, Kasuistik 3 (Autoamputation bei Dyskinesien) und Kasuistik 5 (Selbstverletzung durch essenziellen Tremor).
Sensory tricks: Durch Berühren der Augenbrauen mit dem Zeigefinger – bei Blepharospasmus – oder der Wange – bei Torticollis spasmodicus – können viele Patienten die dystonen Hyperkinesen unterbrechen, s. „geste antagonistique".
Spätdyskinesie: S. tardive Dyskinesie.
Spätdystonie: Tardive Dystonie nach chronischer Neuroleptika-Medikation oder nach Absetzen der Neuroleptika zum Beispiel als Blepharospasmus, Torticollis (Retrocollis) spasmodicus oder Opisthotonus.
Stammganglien: Basalganglien, extrapyramidales System. Die basalen Stammganglien des Zwischen- und Mittelhirns steuern und modulieren die Motorik.
Status marmoratus: Pathologisch-anatomisches Korrelat der Little-Krankheit als Folge perinataler Hirnschädigung mit Athetose, spastischer Para- oder Hemiparese und Epilepsie. S. Athetose.
Stereotypien: Persistierende bzw. ständig wiederholte, Bewegungen, Gesten, Haltungen oder Verbigeration (sprachliche Stereotypie), s. auch Dyskinesien.
Sydenham-Chorea: Chorea infectiosa sive rheumatica, von Thomas Sydenham (1686) erstmals beschriebenes hyperkinetisch-hypotones Syndrom mit rasch ablaufenden Zuckungen der Gesichtsmuskulatur und der distalen Extremitätenabschnitte. S. Chorea minor.
Tardive Akathisie: Frühestens drei Monate nach Beginn einer Neuroleptika-Therapie einsetzende, ausgeprägte Bewegungsunruhe mit der Unfähigkeit zu sitzen. S. Tasikinesie.
Tardive Dyskinesie: Choreatische und choreoathetotische Hyperkinesen unter der Neuroleptika-Therapie (siehe auch tardive Dystonie). Charakteristisch sind orobukkolinguale Stereotypien mit Saug-, Kau-, Schmatz- und Zungenbewegungen, aber auch repetitive Bewegungsmuster an Rumpf und Extremitäten mit alternierenden Flexions-Extensions-Bewegungen der Finger („Klavierspielen in der Luft"). Spätdyskinesien manifestieren sich in der 4.–5. Lebensdekade vorwiegend bei Frauen.
Tardive Dystonie: Pharmakogene dystone Bewegungsstörungen mit anhaltenden Kontraktionen vorwiegend der Halsmuskeln, der Extremitäten und des Rumpfs. Das mittlere Manifestationsalter liegt bei 38 Jahren. Das männliche Geschlecht überwiegt. Meist sind es Phenothiazine, Butyrophenon (Haloperidol) oder der Dopaminantagonist Metoclopramid u. a.
Tasikinesie: Stehunruhe unter Neuroleptikamedikation („Marching-in-place-Syndrom"), s. Akathisie.

Tic: Unwillkürliche unregelmäßige Zuckungen einzelner Muskeln oder Muskelgruppen, die physiologische Abläufe (Ausdrucksbewegungen) imitieren, zum Beispiel Zwinker- und Räuspertic. Man unterscheidet einfache und komplexe motorische Tics. S. auch Tourette-Krankheit.
Titubation: (zerebellarer „Wackeltremor"), s. Tremor.
Torsionsdystonie: Generalisierte Dystonie mit Drehbewegungen und Fehlstellungen des Rumpfs, Kopfs und der Extremitäten, s. auch Torticollis spasmodicus.
Torticollis spasmodicus: Fokale Dystonie mit unwillkürlichen Kopfbewegungen oder Kopfhaltungen (rotatorischer Tortikollis, Laterokollis, Antero- oder Retrokollis), s. zervikale Dystonie.
Tortipelvis: Proximale Dystonie mit Hyperkinesen der Beckenmuskulatur.
Tourette-Syndrom: Vorwiegend bei Knaben in der Pubertät einsetzende Tic-Erkrankung. Es gibt eine familiäre Disposition. Neben Zwinker- und Räuspertics sind unwillkürlich-zwanghafte Vokalisationen typisch: s. Echo- und Koprolalie.
Tremor: Ruhetremor ist typisch für ein Parkinson-Syndrom, aber nicht obligat. Ein Aktionstremor kommt bei Dystonien vor (dystoner Tremor), so zum Beispiel bei Torticollis spasmodicus und Graphospasmus. Der extrapyramidale Ruhe- und Aktionstremor ist u. a. von essenziellen, orthostatischen, zerebellaren, psychogenen und physiologischen Tremorformen zu unterscheiden.
Trickmanöver: S. „sensory tricks" und „geste antagonistique".
Trismus: Kaumuskelkrampf, Kiefersperre u. a. bei pharmakogener Dystonie.
UAW: Unerwünschte Arzneimittel-Wirkungen, wie zum Beispiel L-Dopa- oder neuroleptikainduzierte Dyskinesien.
Wilson-Krankheit: Kupferstoffwechselstörung u. a. mit im späteren Verlauf einsetzenden extrapyramidalen Hyperkinesen.
Yo-yoing: Rasche Wirkungsoszillationen in der Parkinson-Behandlung. S. Fluktuationen und LID.
Zerebellarer Intentionstremor: Aktionstremor mit einer Frequenz unter 5 Hz, der bei dysmetrischen Zeigeversuchen auffällt. S. Titubation.
Zervikale Dystonie: Torticollis spasmodicus infolge unwillkürlicher Kontraktionen des M. sternocleidomastoideus, des oberen Trapeziusanteils und des M. splenius capitis, auch mit dystonem Tremor oder kurzen ruckartigen Drehbewegungen des Kopfes und angehobener Schulter. S. fokale Dystonie.

Literatur

[1] Adler IA, Angrist B, Reiter S, Rotrosen J. Neuroleptic-induced akathisia: A review. Psychopharmakol. 1989; 97: 1 – 11
[2] Antrop I, Roeyers H, van Oost P, Buysse A. Stimulation seeking and hyperactivity in children with ADHD. Attention deficit hyperactivity disorder. J. Child. Psychol. Psychiat. 2000; 41: 225 – 231
[3] Arlazoroff A, Klein C, Milo R, Theitler J, Carpel C. Tiapride as treatment for certain patients with idiopathic torsion dystonia. Eur. Neurol. 1991; 31: 356 – 359
[4] Assion HJ, Heinemann F. Tardive Dystonie. Nervenarzt 1994; 65: 795 – 797
[5] Auberger S, Greil W, Rüther E. Tiapride in the treatment of tardive dyskinesia. A double-blind study. Pharmakopsychiat. 1985; 18: 61 – 62
[6] Bhatia KP. The paroxysmal dyskinesias. J. Neurol. 1999; 246: 149 – 155
[7] Benkert O, Hippius H. Kompendium der Psychiatrischen Pharmakotherapie. Berlin, Heidelberg: Springer; 1998
[8] Berg D, Naumann M: Behandlungsstrategien des Schreibkrampfes. Neurol. Rehabil. 1998; 4: 199 – 205
[9] Birner P, Schnider P, Wissel J, Fuchs I. Torticollis spasmodicus, Blepharospasmus und hemifazialer Spasmus. Subjektive Bewertung der Therapie durch Patienten. Nervenarzt 1999; 70: 903 – 908
[10] Bötzel K, Steude U. Indikationen der operativen Behandlung des Tremors. Dtsch. med. Wschr. 1999; 124: 287 – 290
[11] Braun-Scharm H. Hyperkinetisches Syndrom (HKS). In: Möller HJ, Laux G, Deister A: Psychiatrie. Stuttgart: Hippokrates; 1995: 411 – 415
[12] Bräutigam W. Grundlagen und Erscheinungsweisen des Torticollis spasticus. Nervenarzt 1954; 25: 451 – 462
[13] Brüne M, Bräunig P. Akathisie. Fortschr. Neurol. Psychiat. 1997; 65: 396 – 406
[14] Brüne M, Bräunig P, Höffler J, Börner I, Krüger S. Prävalenz neuroleptikabedingter Bewegungsstörungen bei schizophrenen Psychosen. In: Bräunig P: Motorische Störungen bei schizophrenen Psychosen. Stuttgart, New York: Schattauer; 1999: 106 – 115
[15] Calne DB. Dopa-responsive Dystonia. Ann. Neurol. 1994; 35: 381 – 382
[16] Ceballos-Baumann AO. Dystonien. In: Conrad B, Ceballos-Baumann AO: Bewegungsstörungen in der Neurologie. Stuttgart, New York: Thieme; 1996: 89 – 140

[17] Ceballos-Baumann AO: Medikamentös induzierte Bewegungsstörungen. In: Conrad B, Ceballos-Baumann AO: Bewegungsstörungen in der Neurologie. Stuttgart, New York: Thieme; 1996: 308 – 332
[18] Conrad B. Phänomenologie der Bewegungsstörungen. In: Conrad B, Ceballos-Baumann AO: Bewegungsstörungen in der Neurologie. Stuttgart, New York: Thieme; 1996: 1 – 10
[19] Conrad B, Ceballos-Baumann AO. Bewegungsstörungen in der Neurologie. Stuttgart, New York: Thieme; 1996
[20] Colosimo C. Pisa syndrome in a patient with multiple system atrophy. Mov. Disord. 1998; 13: 607 – 609
[21] Csala B, Deuschl G. Kraniozervikale Dystonien. Nervenarzt 1994; 65: 75 – 94
[22] Deuschl G. Der idiopathische Torticollis spasmodicus: eine fokale Dystonie. Nervenarzt 1989; 60: 377 – 385
[23] Deuschl G. Polymyographie zur Differentialdiagnose des Kopftremors. EEG-Labor 1994; 16: 43 – 48
[24] Deuschl G, Toro C, Valls-Sole J, u. Mitarb. Symptomatic and essential palatal tremor. 1. Clinical, physiologic and MRI-analysis. Brain 1994; 117: 775 – 788
[25] Deuschl G. Morbus Parkinson. Stuttgart, New York: Thieme; 1995
[26] Deuschl G. Therapie des Tremors. Akt. Neurol. 1998; 25: 248 – 261
[27] Döpfner M, Lehmkuhl G. Hyperaktivität. In: Michalk D, Schönau E: Differentialdiagnose Pädiatrie. München, Wien, Baltimore: Urban & Schwarzenberg; 1999: 642 – 647
[28] Fuchs U, Junkers B. Über choreoathetotische Anfälle. Nervenarzt 1973; 44: 300 – 303
[29] Grohmann R, Rüther E, Schmidt LG. Unerwünschte Wirkungen von Neuroleptika in der Routinebehandlung. Erfahrungen aus dem Arzneimittelüberwachungsprojekt in der Psychiatrie (AMÜP). Psychopharmakother. 1994; 1: 40 – 49
[30] Heinen F, Deuschl G. Neuroleptikainduzierte dystone Bewegungsstörungen. Nervenheilk. 1991; 10: 280 – 283
[31] Hinterhuber H, Haring C. Unerwünschte Wirkungen, Kontraindikationen, Überdosierungen, Intoxikation. In: Riederer P, Laux G, Pöldinger W: Neuro-Psychopharmaka. Bd. 4, 2. Aufl.; Wien, New York: Springer; 1998: 144 – 165
[32] Houser MK, Soland VL, Bhatia KP, Quinn NP, Marsden CD. Paroxysmal kinesiogenic choreoathetosis: a report of 26 patients. J. Neurol. 1999; 246: 120 – 126
[33] Jankovic J. Post-traumatic movement disorders: Central and peripheral mechanisms. Neurology 1994; 44: 2006 – 2014
[34] Jeste DV, Lacro JP, Palmer B, Rockwell E, Harris J, Caligiuri MP. Incidence of tardive dyskinesia in early stages of low-dose treatment with typical neuroleptics in older patients. Am. J. Psychiat. 1999; 156: 309 – 311
[35] Kinast M, Erenberg G, Rothner AD. Paroxysmal Choreoathetosis: Report of five cases and review of the literature. Pediatrics 1980; 65: 74 – 77

[36] Kiriakakis V, Bhatia KP, Quinn NP, Marsden CD. The natural history of tardive dystonia: A long-term follow-up study of 107 cases. Brain 1998; 121: 2053 – 2066
[37] Klein C, Vieregge P. Nichtepileptische paroxysmale Bewegungsstörungen. Nervenarzt 1998; 69: 647 – 659
[38] Krack P, Pollak P, Limousin P, Benazzouz A, Deuschl G, Benabid AL. From off-period dystonia to peak-dose chorea. The clinical spectrum of varying subthalamic nucleus activity. Brain 1999; 1222: 1133 – 1146
[39] Krause KH, Krause J, Trott GE. Das hyperkinetische Syndrom (Aufmerksamkeitsdefizit-/Hyperaktivitätsstörung) des Erwachsenenalters. Nervenarzt 1998; 7: 543 – 556
[40] Kütemeyer M. Zu der Arbeit von Carl Eduard Scheidt – „Klinische und psychometrische Befunde beim spasmodischen Tortikollis" in Psychoth. Psychosom. Med. Psychol. 1995; 45: 138 – 191. Psychoth. Psychosom. Med. Psychol 1996; 46: 38
[41] Martinus J. Die Kombination von hyperkinetischem und dissozialem Verhalten zwischen Kindheit und Erwachsenenalter. Oder: Was wäre aus MAX und MORITZ geworden? Päd. Prax. 1997; 53: 27 – 34
[42] Masuhr F, Wissel J, Müller J, Scholz U, Poewe W. Quantification of sensory trick impact on tremor amplitude and tremor frequency in 60 patients with head tremor. Mov. Disord. 2000 in press
[43] Masuhr KF. Welche Ursachen kann ein Lidkrampf haben? Ärztl. Praxis 1995; 90: 2
[44] Masuhr KF. Wie kann man einen Lidkrampf behandeln? Ärztl. Praxis 1996; 17: 13
[45] Masuhr KF, Neumann M. Neurologie, 4. Aufl.; Stuttgart: Hippokrates/Thieme; 1998
[46] Mirsattari SM, Berry R, Holden JK, Nath A, Power C. Paroxysmal dyskinesias in patients with HIV infection. Neurology 1999; 52: 109 – 114
[47] Moll GH, Rothenberger A. Nachbarschaft von Tic und Zwang. Nervenarzt 1999; 70: 1 – 10
[48] Möller HJ, Mager T. Extrapyramidalmotorische Nebenwirkungen der Neuroleptika. Vorteile von Risperidon. Psychopharmakotherapie 1994; 1: 107 – 111
[49] Münchau A, Valente EM, Shadidi GA, Eunson LH, Hanna MG, Quinn NP, Schapira AH, Wood NW, Bhatia KP. A new family with paroxysmal exercise induced dystonia and migraine: a clinical and genetic study. J. Neurol. Neurosurg. Psychiat. 2000; 68: 609 – 614
[50] Oechsner M. Idiopathisches Restless-legs-Syndrom: Kombinationsbehandlung mit L-Dopa und Ropinirol. Akt. Neurol. 1998; 25: 190 – 192
[51] Oertel W. Basalganglienerkrankungen – Übersicht 1992 – 1993. Akt. Neurol. 1994; 21: 141 – 148
[52] Oertel W. Therapieempfehlungen der Früh- und Spätphase der Parkinson-Krankheit. In: Riederer P, Laux G, Pöldinger W: Neuro-Psychopharmaka, Bd. 5, 2. Aufl. Wien, New York: Springer; 1999: 335 – 355

[53] Oppenheim H. Über eine eigenartige Krampfkrankheit des kindlichen und jugendlichen Alters (dysbasia lordotica progressiva, dystonia musculorum deformans). Neurol. Zb. 1911; 30: 1090 – 1107
[54] Pantanowitz L, Berk M. Auto-amputation of the tongue associated with flupenthixol induced extrapyramidal symptoms. Int. Clin. Psychopharmacol. 1999; 14: 129 – 131
[55] Podoll K, von der Stein B, Marcea JT. Auto- und Heteroaggressivität beim Gilles de la Tourette-Syndrom. Fortschr. Neurol. Psychiat. 1992; 60: 253 – 261
[56] Quinn N, Marsden CD. A double blind trial of sulpiride in Huntington's disease and tardive dyskinesias. J. Neurol. Neurosurg. Psychiat. 1984; 47: 844 – 847
[57] Reinhold H. Biochemische Aspekte zur Entwicklung extrapyramidaler Störungen. In: Bräunig P: Motorische Störungen bei schizophrenen Psychosen. Stuttgart, New York: Schattauer; 1999: 131 – 142
[58] Rondot P, Bathien N, Ziegler M. Bewegungsstörungen in der Neurologie. Grundlagen, Klinik und Therapie. Stuttgart: Enke; 1991
[59] Rubia K, Overmeyer S, Taylor E, Brammer M, Williams SC, Simmons A, Bullmore ET. Hypofrontality in attention deficit hyperaktivity disorder during higher-order motor control: a study with functional MRI. Am. J. Psychiat. 1999; 156: 891 – 896
[60] Sachdev P. Tardive Blepharospasm. Mov. Disord. 1998; 13: 947 – 951
[61] Schauenburg H, Dressler D. Das Gilles-de-la-Tourette-Syndrom. Nervenarzt 1992; 63: 453 – 461
[62] Schneider E. L-Dopa. In: Riederer P, Laux G, Pöldinger W.: Neuro-Psychopharmaka. Bd. 5 (Parkinsonmittel und Antidementiva), 2. Aufl. Wien, New York: Springer; 1999: 116 – 137
[63] Schrag A, Münchau A, Bhatia KP, Quinn NP, Marsden CD. Overdiagnosis of essential tremor. Lancet 1999; 353: 1498 – 1499
[64] Spiegel A, Heiß C, Frühauf E, Fogel W, Meinck HM. Polygraphische Validierung von Ablenkmanövern in der klinischen Differentialdiagnose des Tremors. Nervenarzt 1998; 69: 886 – 891
[65] Stacy M, Cardoso F, Jankovic J. Tardive stereotypy and other movement disorders in tardive dyskinesias. Neurology 1993; 43: 937 – 941
[66] Tan EK, Jankovic J. Tardive and idiopathic oromandibular dystonia: a clinical comparison. J. Neurol. Neurosurg. Psych. 2000; 68: 186 – 190
[67] Wasielewski PG, Burns JM, Koller WC. Pharmacologic treatment of tremor. Mov. Disord. 1998; 13; Suppl. 3: 90 – 100
[68] Wissel J, Poewe W. Klassifikation und Behandlung der Dystonien: Wertigkeit der lokalen Injektionsbehandlung mit Botulinum-Toxin-Typ A. In: Leonhard T, Madeja UD, Poewe W: Morbus Parkinson und andere Basalganglien-Erkrankungen. Berlin, New York: de Gruyter; 1992: 81 – 97

[69] Wissel J, Masuhr F, Schelosky L, Ebergsbach G, Poewe W. Quantitative assessment of botulinum toxin treatment in 43 patients with head tremor. Mov. Disord. 1997; 5: 722 – 726
[70] Woerner MG, Alvir JMJ, Saltz BL, Lieberman JA, Kane JM. Prospective study of tardive dyskinesia in the elderly: rates and risk factors. Am. J. Psychiatry 1998; 155: 1221 – 1228
[71] Woldag H, Strenge S, Weise K. Diagnostische Probleme bei einer juvenilen Chorea Huntington. Nervenarzt 1997; 68: 667 – 677
[72] Wroe S, Richens A, Compston A. Bilateral ballistic movements occuring as a late complication of hemispherectomy and responding to sulpiride. J. Neurol. 1986; 233: 315 – 316

Übersicht der Kasuistiken

Übersicht der Videos

Video	Hyperkinesen	Diagnose
1	Choreatische Hyperkinesen	Chorea
2	Tortikollis und Trismus	Dystonie
3	Ruhe-Tremor	Parkinson-Syndrom
4	Pillendreherphänomen	Parkinson-Syndrom
5	Kopf-Tremor	Parkinson-Syndrom
6	Kopf- und Hand-Tremor	Parkinson-Syndrom
7	Kopf-Tremor bei Tortikollis	Dystonie
8	Halte-Tremor	essenzieller Tremor
9	Intentions-Tremor	zerebellarer Tremor
10	Halte-Tremor	psychogener Tremor
11	Gaumensegel-Tremor a	vaskuläre Hirnstammläsion
12	Gaumensegel-Tremor b	vaskuläre Hirnstammläsion
13	Bewegungstremor	essenzieller Tremor
14	Rumpfdystonie und Tortikollis	generalisierte Dystonie
15	Blepharospasmus	fokale Dystonie
16	Blickkrampf a	fokale Dystonie
17	Blickkrampf b	fokale Dystonie
18	Meige-Syndrom a	segmentale Dystonie
19	Meige-Syndrom b	segmentale Dystonie
20	Torticollis spasmodicus	Torsionsdystonie
21	Stimmtremor	laryngeale Dystonie
22	Schreibtremor	Dystonie
23	Athetose der Hand	distale Dystonie
24	Choreatische Hyperkinesen	Huntington-Krankheit
25	Grimassieren und „Chamäleon-Zunge“	symptomatische Chorea
26	Choreatische Hyperkinesen des Gesichts	symptomatische Chorea
27	Choreatische Hyperkinesen der Hände und Füße	symptomatische Chorea
28	Choreatische Hyperkinesen der Arme	symptomatische Chorea
29	Torticollis spasmodicus	pharmakogene Frühdystonie
30	Opisthotonus und Retrokollis	tardive Dystonie

Video	Hyperkinesen	Diagnose
31	Stimm-Tremor und Stridor	tardive laryngeale Dystonie
32	Hyperkinesen der Beine	tardive Dyskinesie
33	Perioraler Tremor a	Rabbit-Syndrom
34	Perioraler Tremor b	Rabbit-Syndrom
35	Orofaziale Hyperkinesen	L-Dopa-induzierte Dyskinesie
36	Choreoathetose	L-Dopa-induzierte Dyskinesie
37	Linguale Hyperkinesen	L-Dopa-induzierte Dyskinesie
38	Hyperkinesen der Hände	Dyskinesie bei AIDS
39	Rumpfschaukeln	Stereotypie bei Hospitalismus
40	Rumpfpendeln	Stereotypie bei Hospitalismus
41	Bizarre Hyperkinesen der Hände	Bizarrerie bei Schizophrenie
42	Opisthotonus a (Arc de cercle)	Konversionsstörung
43	Opisthotonus b (Arc de cercle)	Konversionsstörung
44	Zwinker-Tic	Tic-Krankheit
45	Multiple Tics	Tourette-Syndrom

Sachverzeichnis

V

W

Z

Hinweise zur CD-ROM

Auf der beiliegenden CD-ROM befinden sich 45 Videosequenzen mit Aufnahmen unterschiedlicher Bewegungsstörungen. Die Auswahl erfolgt über einen alphabetischen Index oder über ein Körperschema. Eine integrierte Hilfe erläutert die Programmbedienung.

Das Programm wurde für Internet-Explorer (ab Version 4.0) optimiert. Die Darstellung mit anderen Browsern, z. B. dem Netscape-Navigator, ist ebenfalls möglich, jedoch kann es hierbei zu einer nicht optimalen Anzeige der Programmoberfläche kommen. Das Programm läuft auf Windows-PCs und auf Apple-Macintosh-Computern.

Bedingt durch die darzustellenden Medien ist eine **Bildschirmauflösung von 1024 × 768 Bildpunkten** Voraussetzung für die korrekte Darstellung der Inhalte. Hinweise zum Einstellen dieser Bildschirmauflösung befinden sich in der Datei „Informationen zum Programm" auf der CD-ROM. Ein Internetzugang ist für den Einsatz der CD-ROM nicht notwendig.

Durch einen Doppelklick auf die Datei „start.htm" auf der CD-ROM wird das Programm gestartet. Ist kein Internet-Browser auf dem PC installiert, kann dieser aus dem Verzeichnis „Internet-Explorer-Installation" installiert werden.

Das Programm verwendet zur Darstellung der Videosequenzen die Apple-QuickTime Softwareerweiterung. Werden die Videos nicht angezeigt, bitte QuickTime aus dem Verzeichnis „Apple-QuickTime Installation" installieren.